Dr. Susanne Marx: HerzIntelligenz® kompakt

Dr. Susanne Marx

HerzIntelligenz® kompakt

Gesund und gelassen,
klar und kreativ

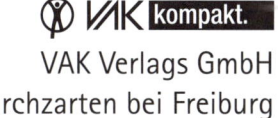

VAK Verlags GmbH
Kirchzarten bei Freiburg

Vorbemerkung des Verlags
Dieses Buch dient der Information über Möglichkeiten der Gesundheitsvorsorge und Selbsthilfe. Wer sie anwendet, tut dies in eigener Verantwortung. Autorin und Verlag beabsichtigen nicht, Diagnosen zu stellen und Therapieempfehlungen zu geben. Die Informationen in diesem Buch sind nicht als Ersatz für professionelle medizinische Behandlung bei körperlichen oder psychischen Beschwerden zu verstehen.

Die Methode HEARTMATH® ist eine registrierte Marke des *Institute of HeartMath* (IHM). Auch HERZINTELLIGENZ® ist ein eingetragenes Markenzeichen. Aus Gründen der besseren Lesbarkeit wurde jedoch im Fließtext teilweise auf die Darstellung des ® verzichtet.

Bibliografische Information der Deutschen Nationalbibliothek
Die Deutsche Nationalbibliothek verzeichnet diese Publikation in der Deutschen Nationalbibliografie; detaillierte bibliografische Daten sind im Internet über http://dnb.d-nb.de abrufbar.

VAK Verlags GmbH
Eschbachstraße 5
79199 Kirchzarten
Deutschland
Das komplette Verlagsprogramm mit Leseproben finden Sie im Internet unter *www.vakverlag.de*

5. Auflage 2015
© VAK Verlags GmbH, Kirchzarten bei Freiburg 2010
Lektorat: Nadine Britsch, VAK
Abbildungen: alle © 1998 Institute of HeartMath, Research Center; außer S. 17
Umschlagfoto: © Cheryl Casey
Umschlagdesign: Hugo Waschkowski, Freiburg
Reihenlayout: Karl-Heinz Mundinger, VAK
Satz: Sebastian Carl, 83123 Amerang
Druck: Kösel GmbH & Co. KG, Altusried-Krugzell
Printed in Germany
ISBN 978-3-86731-063-5 (Paperback)
ISBN 978-3-95484-110-3 (ePub)
ISBN 978-3-95484-111-0 (Kindle)
ISBN 978-3-95484-112-7 (PDF)

Inhalt

I. Theorie: Der Hintergrund — 13
- A. Zwei Rückkopplungsmechanismen — 14
- B. Was ist Stress und wie entsteht er? — 18
- C. Minus-Gefühle und Plus-Gefühle — 27
- D. Inkohärenz und Kohärenz — 34
- E. Die Folgen für unseren Organismus — 41
- F. Herzintelligenz — 53

II. Praxis: Die HerzIntelligenz®-Techniken — 65
- Vorbereitung – die „Apotheke" — 67
- A. Schnelle Kohärenz — 70
- B. Fokussiertes Atmen — 75
- C. Das Freeze-Frame-Sofortprogramm — 81
- D. Die Cut-Thru-Emotionstechnik — 89
- E. Die Heart-Lock-In-Technik — 97
- F. Herzintelligenz für Eltern und Kinder — 103
- Ausblick — 123

Literatur und nützliche Hinweise — 125
Über die Autorin — 126

Einleitung

Die meisten Menschen würden lieber Freude, Liebe und Dankbarkeit empfinden, als Stress, Angst und Groll, aber irgendwie scheint das nicht so einfach zu sein. Immer wieder geschieht etwas – gefühlt „von außen", wie wir aber noch sehen werden, kommt es in Wirklichkeit zu einem großen Teil „von innen" –, was uns stresst, bedrückt oder überfordert. Und je stärker der Druck wird, desto mehr funktionieren wir nur noch, anstatt wirklich zu leben.
Ein weiteres Problem chronischen Stresses und anderer negativer Emotionen ist, dass sie sich nicht nur nicht gut anfühlen, sondern sich auch schädlich auf unser Herz-, Immun- und Hormonsystem auswirken. Positive Emotionen dagegen sind fördernd und regenerierend für unsere gesamten Körpersysteme.
Wie wäre es, wenn es einen Weg gäbe, Stress abzubauen, sich mental und emotional wohler zu fühlen, die gesamte eigene Intelligenz und Intuition zu nutzen (und nicht nur den kleinen Teil, auf den wir unter Stress noch zugreifen können), und ein sinnvolles

und erfülltes Leben zu leben? Was wäre, wenn wir nur das falsche „Betriebssystem" nutzen und relativ einfach auf ein besseres, effizienteres und liebevolleres System umschalten könnten?

Diese Fragen stellte sich auch der amerikanische Forscher Doc Childre. Ihm war aufgefallen, dass in vielen Traditionen das Herz, und nicht der Kopf als Sitz der Intelligenz gilt und er wollte diesen Ansatz näher erforschen. Dafür gründete er 1991 im kalifornischen Boulder Creek das Institut für „HeartMath®" (IHM); der deutsche Begriff lautet „HerzIntelligenz®". Dieses Institut ist ein gemeinnütziges Forschungs- und Ausbildungszentrum und hat sich zum Ziel gesetzt, zum einen die Rolle des Herzens für unsere Gesundheit, aber auch für unser emotionales und geistiges Wohlbefinden und unsere Leistungsfähigkeit zu untersuchen und herauszufinden, über welche Wege das Herz mit dem Gehirn Informationen austauscht und dadurch unsere Wahrnehmung beeinflusst. Zum anderen ist es Ziel des Institutes, praktische Techniken zu entwickeln, die uns helfen, durch eine bewusste Konzentration auf das Herz, Stress und negative Emotionen sofort umzuwandeln und unsere Lebensqualität zu verbessern. Doc Childre und seine Kollegen am IHM haben im Lauf ihrer Arbeit festgestellt, dass die Lösung vieler Probleme nur *ein* Umschalten vom Verstand auf das Herz und seine Intelligenz entfernt ist – sozusagen von Verstand 2.0 zu Herzintelligenz 2.0.

Der Begriff „Herz" und das, was er beschreibt, ist dabei überhaupt nicht sentimental, kitschig oder naiv gemeint

– ganz im Gegenteil. Mit der Herzintelligenz können Sie intelligent, kraftvoll und klar denken, fühlen und handeln. Sie ist eine Quelle schneller, intuitiver Weisheit und erhöht sowohl die mentale als auch die emotionale Intelligenz, indem sie alle Körpersysteme koordiniert und kohärent, d. h. übereinstimmend macht.

Das Bild vom Herzen als bloße mechanische Pumpe beginnt sich in der Wissenschaft immer mehr zu verändern. Mittlerweile ist klar, dass das Herz ein sehr komplexes, selbstorganisierendes, intelligentes System mit einem eigenen „Gehirn" ist. Unsere Herzschläge sind nicht mehr nur einfach das mechanische Ticken eines Uhrwerks, sondern eine intelligente Sprache, mithilfe derer das Herz mit unserem gesamten Organismus kommuniziert. Diese Botschaften haben einen substanziellen Einfluss darauf, wie wir die Welt wahrnehmen und auf sie reagieren.

Es ist verblüffend, wie unterschiedlich wir die Welt um uns herum sehen, je nachdem, ob wir sie mit unserem Kopf bzw. Verstand oder durch unser Herz betrachten. Der Verstand, besonders wenn wir mit der (bei den meisten Menschen dominanteren) linken Hemisphäre denken, arbeitet logisch und linear. Das hilft uns dann, wenn wir den Bus erreichen möchten und uns überlegen, wann wir dafür aus dem Haus gehen müssen. Die Herzintelligenz dagegen arbeitet wesentlich intuitiver und umfassender und ermöglicht uns den Zugang zu einem unmittelbaren Wissen, welches das lineare Wissen zwar mit einschließt, aber wesentlich mehr als das ist. Unser Bewusstsein geht damit über die eingeschränkte Perspektive und Fähigkeit

des linearen Denkens hinaus und wir werden klarer, effektiver und kreativer – und erfüllter.
Dabei geht es nicht darum, den Verstand und seine Fähigkeiten abzuwerten oder auszuschließen. Wer seine Herzintelligenz zu einem dauerhaften Faktor im eigenen Leben machen möchte, muss Kopf und Herz, Verstand und Herzintelligenz in Übereinstimmung miteinander bringen. Erst wenn beide zusammenarbeiten – also kohärent sind – steht uns unser gesamtes Potenzial zur Verfügung. Im Zweifelsfall, wenn ich also unterschiedliche Ratschläge von diesen beiden Ebenen bekomme, ist die Einschätzung des Herzens allerdings meist die sinnvollere und effektivere und es lohnt sich, ihr zu folgen. Sie werden mit der Zeit spüren, wann eine Information von welcher Ebene kommt und ob Ihre Gedanken und Gefühle mit dem Herzen verbunden sind oder nicht. Herzintelligenz schafft Zusammenarbeit und Kohärenz, und Menschen, die kohärent sind, blühen geistig, emotional und gesundheitlich auf.
Wie aber können wir von unserem üblichen Betriebsmodus „Verstand" auf den „Herzmodus" umschalten? Das HearthMath®-Institut hat verschiedene Techniken entwickelt, mithilfe derer es möglich ist, unsere Herzintelligenz bewusst zu aktivieren und zu entwickeln. Wir können damit Stress schon zum Zeitpunkt seines Entstehens wahrnehmen und verändern, negative Emotionen in neutrale oder positive umwandeln und unsere Intelligenz *und* Intuition nutzen, anstatt nur eines von beidem. Die Techniken bieten uns die Möglichkeit, wirklich Einfluss

auf unsere Gefühle zu nehmen, anstatt sie einfach immer nur geschehen zu lassen. Und ein gesundes Gefühlsmanagement ist eine wichtige Voraussetzung für ein glückliches und erfülltes Leben.
Wichtig dabei ist, dass die Techniken einfach, benutzerfreundlich und sofort umsetzbar sind und ein spürbares sowie wissenschaftlich nachweisbares Ergebnis haben.
Je häufiger und selbstverständlicher Sie diese Techniken im Alltag anwenden, desto stärker werden Sie davon profitieren – der Lohn ist eine vermehrte innere Stabilität, mehr Kreativität und Lebensfreude sowie die Verbindung von Intellekt und Intuition zu etwas weitaus Größerem.

I. Theorie: Der Hintergrund

Ich möchte Ihnen im ersten Teil des Buches den theoretischen Hintergrund zur Herzintelligenz vorstellen, bevor wir uns dann im zweiten Teil mit den Techniken selbst und ihrer praktischen Anwendung beschäftigen.

Im ersten Teil geht es darum, was Stress überhaupt ist und wie er entsteht – wir alle kennen das Gefühl von Stress, beschäftigen uns im Allgemeinen aber nicht näher damit, weil es unangenehm ist. Dabei lohnt es sich, den Stress-Mechanismus, seine Auslöser und vor allem seine Folgen für unseren Organismus besser kennen zu lernen. Denn je besser wir etwas verstehen, desto einfacher und sinnvoller können wir damit umgehen.

Und wir werden uns auch ein wirkungsvolles Gegenmittel zu Stress ansehen – nämlich unsere Herzintelligenz.

A. Zwei Rückkopplungsmechanismen

Es gibt zwei Rückkopplungsmechanismen oder Endlosschleifen, die jeden Tag viele Male in uns ablaufen. Diese Endlosschleifen sind automatische Programme, die, einmal gestartet, sich immer wieder selbst verstärken. Wir werden uns die beiden Mechanismen zuerst in Hinblick auf ihren Ablauf ansehen und uns dann mit den einzelnen Stationen näher beschäftigen. Je besser Sie Ihre eigene Reaktion verstehen, desto schneller und effektiver können Sie eingreifen. Sehen wir uns zuerst den – vielen Menschen vertrauteren – Stress-Rückkopplungsmechanismus an. Stress bedeutet, dass uns irgendetwas überfordert, ärgert oder nicht mit unseren Erwartungen übereinstimmt. Es fühlt sich so an, als kämen diese Stressauslöser fast immer von außen, d. h. die uns umgebenden Menschen und Ereignisse in unserem Leben scheinen unseren Stress auszulösen. Wie wir im nächsten Abschnitt sehen werden, entsteht der meiste Stress aber in Wirklichkeit nicht durch Ereignisse, sondern durch unsere *Reaktion* darauf.

A. Zwei Rückkopplungsmechanismen

Die gleiche Situation, egal ob Fallschirmspringen oder das Kennenlernen neuer Menschen auf einer Veranstaltung, kann für den einen mit Freude, für den anderen mit hochgradigem Stress verbunden sein. Natürlich gibt es Situationen im Leben, die bei jedem Menschen Stress auslösen und sehr belastend sind, aber der weitaus häufigere Stress entsteht aus unseren sehr subjektiven und konditionierten Reaktionen auf Alltagssituationen.

Diese Kombination aus inneren und äußeren Faktoren löst dann eine Kaskade negativer Gedanken und Gefühle aus, die im Sprachgebrauch der Herzintelligenz „Minus-Gefühle" heißen („Minus" deshalb, weil sie den Organismus psychisch, aber auch physiologisch Energie kosten). Das führt zu einer Inkohärenz der verschiedenen Körpersysteme wie dem Kerz-Kreislauf-System, dem Immun- und dem Hormonsystem. Inkohärenz bedeutet, dass unsere verschiedenen Systeme nicht koordiniert arbeiten, sondern jedes in seinem eigenen Rhythmus tickt. Das ist ein bisschen so, als würden zehn Menschen in zehn verschiedenen Richtungen gleichzeitig an Seilen ziehen, um einen Baumstamm zu bewegen. Und es ist ein Teufelskreis: Stress macht die Kohärenz zunichte, und Inkohärenz erzeugt weiteren Stress.

Chronischer Stress – also eine permanente Überforderung von außen, aber auch eine innerliche Grundstimmung aus Angst, Sorgen, Groll, Ärger oder Feindseligkeit – ist nicht nur im Moment selbst unangenehm oder gar eine vorübergehende Stimmung. Er verändert uns psychisch und körperlich und macht uns auf Dauer krank.

Es gibt aber genauso auch einen positiven Rückkopplungsmechanismus: Positive Gefühle wie Liebe, Anteilnahme, Mitgefühl und Freude (die sogenannten „Plus-Gefühle") führen zu einer erhöhten Kohärenz im Organismus. Alle Systeme arbeiten harmonisch und effektiv zusammen und die Folge davon ist nicht nur eine verbesserte Gesundheit und ein vermehrtes Wohlbefinden, sondern auch eine viel höhere Leistungsfähigkeit. Diesen Zustand der Kohärenz nennen die Forscher um Doc Childre „Herzintelligenz".

Auch dieser Rückkopplungsmechanismus verstärkt sich selbst, indem positive Gefühle und Haltungen zu mehr Kohärenz führen, und mehr Kohärenz wiederum zu mehr positiven Gefühlen. Wir können in diesem Zustand auf weitaus mehr Ressourcen zugreifen als im Zustand der Inkohärenz, und wir fühlen uns wesentlich besser. Diesen Zustand der Kohärenz können wir selbst bewusst und aktiv herstellen, indem wir unser Bewusstsein „vom Kopf auf das Herz umschalten".

A. Zwei Rückkopplungsmechanismen 17

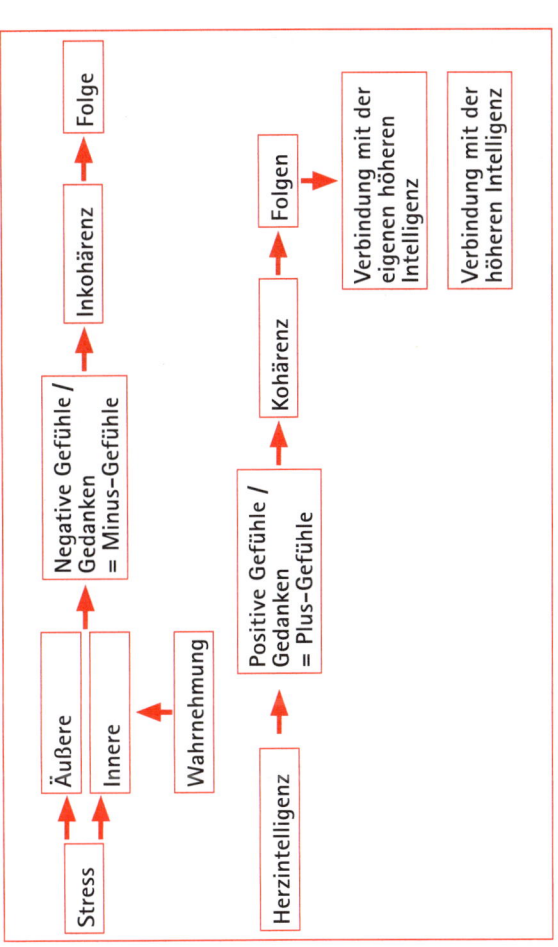

B. Was ist Stress und wie entsteht er?

Sehen wir uns nun die einzelnen Stationen unserer beiden Rückkopplungsmechanismen genauer an. Dafür stellen wir zuerst die Frage, was genau Stress eigentlich ist und wie er entsteht. Und welche äußeren, aber auch inneren Faktoren dazu beitragen, dass wir uns gestresst und angespannt fühlen.

Stress und seine Auslöser

Das Wort „Stress" stammt eigentlich aus der Physik und bezeichnet dort den physikalischen Druck, der auf ein Material, speziell Metall, oder auf einen Gegenstand ausgeübt wird und dort eine Verformung oder Spannung hervorruft.

In den 1940er-Jahren übertrug der aus Österreich stammende, kanadische Mediziner Hans Selye den Begriff auf den Menschen. Seiner Auffassung nach war Stress die Reaktion des Körpers auf jegliche Herausforderung zur Veränderung. Selve war auch einer der Ersten, der nachweisen konnte, dass anhaltender

Stress starke Veränderungen in Geweben hervorruft und damit den Körper schädigt.

Einer allgemeineren Definition zufolge ist Stress die körperliche und verstandesmäßige Reaktion auf jeglichen Druck, der das normale Gleichgewicht stört. Stress ist also nicht mehr das, was von außen kommt, sondern die eigene Reaktion darauf. Und auch wenn das vielleicht wie Haarspalterei klingt, so ist es doch ein ganz entscheidender Unterschied und auch eine gute Nachricht: Wenn unsere Lebenserfahrung und Lebensqualität eine Kombination aus inneren und äußeren Faktoren ist, dann haben wir tatsächlich die Wahl: Wir können der Welt entweder weiterhin die Schuld an unserem Stress geben – oder aber erkennen, welch entscheidende Rolle wir dabei selbst spielen und können so wieder die Verantwortung für unsere Reaktion übernehmen. Wir können bewusst unser emotionales „Klima" verändern und anders auf die gleichen Ereignisse unseres Lebens reagieren. Das Ziel der hier vorgestellten Übungen ist deshalb die Etablierung von dauerhafter innerer Harmonie und Stärke, selbst wenn wir weiterhin äußerem Stress ausgesetzt sind.

Was genau sind nun diese äußeren und inneren Faktoren, die Stress in uns auslösen? Äußere Faktoren sind unter anderem die zunehmende Geschwindigkeit und Informationsfülle, der wir täglich ausgesetzt sind, sowie der stetige Wandel, kombiniert mit einer großen Unsicherheit in Bezug auf die Wirtschaftslage, den Arbeitsmarkt und globale Themen wie die Klimaveränderung. Was für viele Menschen noch dazu kommt, ist der Leistungs- und Zeitdruck und das dadurch oft entstehende Gefühl einer permanenten Überforderung. Individuelle Stressfaktoren können Beziehungsprobleme sein, Krankheiten von uns selbst oder von Angehörigen, Schwierigkeiten bei der Arbeit oder ähnliche Probleme.

Innere Faktoren, die Stress in uns auslösen, sind unter anderem andauernde Wut oder Groll, Ärger, Einsamkeit, Sinnlosigkeit, Schuldgefühle, Selbstabwertung, Anspannung, überzogene Erwartungen an uns selbst und andere sowie Unzufriedenheit.

Was genau geschieht bei Stress im Körper?

Wenn wir unter Stress geraten, dann laufen im Körper mehr als 1400 physikalische und chemische Reaktionen ab, um diese Nachricht zu verbreiten und darauf zu reagieren. Die beiden wichtigsten Systeme sind dabei unser vegetatives Nervensystem, das wir später noch näher kennen lernen werden, und unser Hormonsystem.

Bei Stress wird das Hormon Adrenalin in den Blutkreislauf ausgeschüttet. Es sorgt dafür, dass sich Herzfrequenz und Blutdruck erhöhen, dass unsere Muskeln sich anspannen und die Atmung sich beschleunigt. Das soll uns für eine Kampf- oder Fluchtsituation vorbereiten, was aus der Sicht der Evolution auch lange Zeit sinnvoll war, bei einer Auseinandersetzung im Büro oder an der Supermarktkasse aber heute keine effektive Reaktion mehr ist. Andere Hormone, wie Noradrenalin und

Kortisol, werden bei Stress ebenfalls aktiviert und können noch bis zu sechs Stunden nach dem Stress auslösenden Ereignis (oder Gedanken) erhöht sein. Die ständige Ausschüttung dieser Hormone sorgt langfristig für eine Schädigung des gesamten Organismus.

Ein großes Problem dabei ist die Tatsache, dass unser Gehirn, wenn wir längere Zeit unter Stress stehen und über einen längeren Zeitraum viel Kortisol produzieren, sich auf diesen erhöhten Kortisolspiegel einstellt und den Körper dazu veranlasst, die erhöhte Kortisolproduktion beizubehalten – und zwar auch dann noch, wenn wir längst nicht mehr unter Stress stehen. Ein chronisch erhöhter Kortisolwert stört unsere Immunabwehr, fördert Osteoporose, setzt die Verwertung von Glukose herab (was oft mit einer erhöhten Fettansammlung an Taille und Hüften einhergeht), reduziert die Muskelmasse, stört die Neubildung von Hautzellen und ihre Regeneration, beeinträchtigt aber vor allem auch unser Gedächtnis und das Lernen und zerstört Gehirnzellen.

Wir gewöhnen uns in gewisser Weise an den Stress, dem wir täglich ausgesetzt sind, und halten ihn für normal; unser Körper dagegen gewöhnt sich nicht daran. Er ist einem ständigen biochemischen Bombardement ausgesetzt und kann die Folgen nach einer Weile auch nicht mehr ausgleichen. Deshalb nützen Entspannungs- und Ruhephasen ab einem bestimmten Punkt nichts mehr, solange der Adrenalin- und Kortisolspiegel permanent erhöht ist. Eine kurzfristige Adrenalin- und Kortisolausschüttung kann unsere Leistung steigern und uns beflügeln – wenn beide Hormonspiegel danach wieder absinken und wir zur Ruhe kommen. Ist der Spiegel dagegen chronisch erhöht, werden wir ernsthaft krank.

Was tun mit unserem Stress?

Wir wissen jetzt, dass Stress, vor allem chronischer, schädlich für uns und unseren Organismus ist. Nun stellt sich natürlich die Frage, was wir mit unserem Stress denn tun sollen, wenn er auftritt. Im Prinzip können wir unseren Ärger oder Stress ausdrücken oder ihn unterdrücken. Zum Unterdrücken zählen Strategien wie ihn zu rationalisieren, ihn schönzureden oder ganz zu verdrängen. Im Allgemeinen gilt die Überzeugung, dass es gesünder ist (zumindest für denjenigen, der sich ärgert), Stress und Ärger auszudrücken und sich damit Luft zu machen. Der Psychologe Aaron Siegman hat allerdings in einer Studie nachgewiesen, dass das nicht richtig ist. Er hat gezeigt, dass Menschen, die ihren Ärger ausdrücken, häufiger Herzerkrankungen entwickeln als diejenigen, die ihren Ärger unterdrücken.[1]

Das bringt uns in eine schwierige Lage – wenn es gleichermaßen ungesund ist, unseren Ärger und Stress auszudrücken, wie ihn zu unterdrücken, was bleibt dann noch? Die Forschungen des Instituts für HerzIntelligenz®

---

[1] Siegman, A.W., Townsend, S.T., Blumenthal, R.S. et al.: „Dimensions of anger and CHD in men and women: Self-ratings versus spouse ratings", in: *Journal of Behavioral Medicine*, 1998, 21 (4), S. 315-336

haben darauf eine Antwort gefunden: Wir können unseren Ärger und Stress wahrnehmen, dann unsere Aufmerksamkeit auf unsere Herzregion verlagern und die Herzintelligenz für uns arbeiten lassen. Damit können wir die Situation ganz anders wahrnehmen und viel gesünder auf sie reagieren. Statt unseren Stress auszudrücken oder ihn zu unterdrücken, nehmen wir ihn wahr und transformieren ihn auf eine gesunde und effektive Art und Weise.

Wahrnehmung

Wie wir uns selbst, unser Leben und die Welt um uns herum erleben, ist untrennbar verbunden mit unserer Wahrnehmung. Die Wahrnehmung ist der zentrale Punkt, der über unsere Reaktion auf Ereignisse und über unsere Lebensqualität entscheidet.

Es ist interessant, dass jeder Mensch der Ansicht ist, er oder sie nähme die Welt objektiv wahr, also so, wie sie tatsächlich ist, und er oder sie reagiere auf die einzig richtige und sinnvolle Art. Das ist insofern interessant, dass von den ca. 20 000 000 (Millionen) Bits an Informationen, die jede Sekunde auf uns einströmen und von unserem Organismus verarbeitet werden, uns nur zwischen 20 und 40 Bits bewusst werden.[2] Das ist, vorsichtig ausgedrückt, nicht gerade viel. *Welche* von diesen vorhande-

---

[2] U.a.: Lipton, B.H.: *Intelligente Zellen. Wie Erfahrungen unsere Gene steuern*, Burgrain: Koha, 2008, S. 166

nen Informationen uns bewusst werden, hängt sehr von unseren Filtermechanismen ab. Diese entscheiden, was wir wahrnehmen, indem sie das auswählen, was wir als wichtig empfinden. Was genau das ist, hängt von unseren Erfahrungen, Einstellungen und inneren Programmen ab. Wir nehmen also nicht die Realität um uns herum wahr, sondern nur einen extrem kleinen, gefilterten Ausschnitt davon und reagieren entsprechend dieser minimalen Information. Das gilt besonders dann, wenn wir versuchen, mit dem Verstand Ereignisse zu analysieren und entsprechend zu reagieren. Sind wir dagegen auch mit der Intelligenz des Herzens verbunden, können wir auf ein wesentlich größeres Potenzial an Informationen zurückgreifen, da das Herz zum einen Kohärenz schafft, also ein harmonisches und effektives Zusammenarbeiten von Herz und Verstand, und zum anderen offensichtlich mit einer höheren Intelligenz verbunden ist – auf diesen Punkt werden wir einem späteren Abschnitt noch genauer eingehen. Wir können damit wesentlich umfassender, objektiver und freier die Welt um uns herum wahrnehmen und angemessener (und liebevoller) auf sie reagieren.

Es ist also so, dass nicht die Ereignisse selbst Stress in uns auslösen, sondern es ist unsere subjektive Wahrnehmung und Interpretation dieser Ereignisse. Das heißt nicht, dass es nicht Situationen gibt, die jeden von uns überfordern, ängstigen oder stressen würden, aber diese sind eher selten. Was viel häufiger der Grund für chronischen Stress ist, sind unsere automatischen inneren

Programme und emotionalen Grundhaltungen. Diese filtern unsere Wahrnehmung und setzen eine Kaskade biochemischer Reaktionen in Gang, die dann wiederum auch die folgenden Wahrnehmungen prägen. Ein ängstlicher Mensch filtert aus den Dingen und Ereignissen der Umgebung diejenigen heraus, die potenziell gefährlich sind, und nimmt sie verstärkt wahr. Das hat zur Folge, dass er sich bedroht und verunsichert fühlt und daraufhin noch stärker nach potenziellen Gefahren Ausschau hält. Der Stress im Organismus steigt bei dieser Rückkopplung ständig an und wird irgendwann zu einer Grundeinstellung und somit chronisch.

Um aus diesem Kreislauf auszubrechen, müssen wir also unsere Wahrnehmung ändern. Dass das sehr viel leichter gesagt als getan ist, wird jeder von Ihnen bestätigen können, der schon einmal ernsthaft versucht hat, eine Einstellung oder Verhaltensweise zu verändern. Es ist vor allem deshalb schwierig, weil wir es normalerweise aus dem gleichen „System" heraus versuchen, in dem sich auch unser Problem befindet. Wir versuchen es mit Argumenten und positivem Denken, aber oft klappt das einfach nicht – wir sind immer noch ängstlich oder wütend oder gestresst, auch wenn wir es lieber nicht wären. Um hier wirklich dauerhaft und tief greifend etwas zu verändern, müssen wir das System wechseln und umschalten – vom Verstand, mit seiner eingeschränkten Funktion, auf das Herz. Dadurch ist es möglich, die meisten Einstellungen, Programme, Sichtweisen und Automatismen umzuwandeln und den Ereignissen des Lebens, auf die wir keinen Einfluss haben, intuitiv, selbstsicher und angemessen zu begegnen. Das erfordert Übung, Beharrlichkeit und Disziplin, ermöglicht es uns aber auch, uns von gewohnheitsmäßigen negativen Reaktionen, einer konditionierten Sichtweise und vorschnellen Urteilen zu befreien und stärker aus dem Herzen heraus zu leben. Doc Childre und Howard Martin fassen das in ihrem Buch *Die HerzIntelligenz®-Methode* zusammen.

„Die Fähigkeit, sich in Elend und Leid hinein zu denken, liegt in Ihrem Inneren. Ebenso die Fähigkeit, damit aufzuhören. Viel körperliches und emotionales Leid kommt dadurch zustande, dass der Verstand zwischen angstvollen Gedanken hin und her springt und überlegt, wie er hätte handeln sollen, sich selbst im Nachhinein ständig kritisiert und alte Emotionen mit sich herumschleppt. [...] Selten erkennt er an, dass er den Stress selbst verursacht – bis es zu einem Zusammenbruch kommt. Dieser selbstzerstörerische Ablauf lässt sich stoppen. Sie können sich jetzt die Kraft und Intelligenz Ihres Herzens zunutze machen und viel Stress reduzieren oder ausschalten, indem Sie Kopf und Herz in Einklang bringen, bevor der Stress gegen Ihren Willen seinen Preis fordert. Dadurch werden Sie freier und treffen effizientere Entscheidungen." (S. 93)

C. Minus-Gefühle und Plus-Gefühle

Sehen wir uns jetzt einmal genauer an, welche Gefühle es gibt und was sie für unseren Energiehaushalt bedeuten.

Grundsätzlich gibt es Gedanken und Gefühle, die uns Kraft kosten, und solche, die uns Kraft geben. Anstatt von negativen oder positiven Gefühlen zu sprechen, werden sie im Sprachgebrauch des HerzIntelligenz®-Institutes als Minus- oder Plus-Gefühle bezeichnet. Childre und Martin schreiben dazu, dass Emotionen aus Sicht des Körpers nicht richtig oder falsch, sondern für unsere Gesundheit und Lebensqualität entweder effizient oder ineffizient sind.

Minus-Gefühle

Minus-Gefühle sind solche, die physiologischen Stress auslösen und auf Dauer ungesund sind. Dazu zählen z. B. Wut, Ärger, Schuldgefühle, Scham, Unzufriedenheit, negative Bewertungen, Kritik, Vorwürfe, Groll, Gekränktsein, Eifersucht, Angst, Sorge,

Mitleid (im Gegensatz zu Mitgefühl), Überfürsorge und Einsamkeit. Dabei ist es aus der Sicht des Körpers vollkommen unerheblich, ob diese Gefühle berechtigt oder unberechtigt sind – die Wirkung auf unseren Organismus ist in beiden Fällen die gleiche. Die Gefühle führen zu einer Inkohärenz unserer Körpersysteme, bringen unser Nervensystem aus dem Gleichgewicht und sorgen für einen ungeordneten Herzrhythmus. Das kann auf Dauer zu ernsten gesundheitlichen Problemen führen, denn wenn unsere Energiereserven ständig für die Bewältigung von Stress und seinen Folgen gebraucht werden, dann bleibt zu wenig Energie für unsere Immunabwehr und die ganzen regenerativen Prozesse im Körper übrig. Darüber hinaus kosten Minus-Gefühle Energie und Kraft und verhindern, dass wir klar und effektiv denken können.

Plus-Gefühle

Plus-Gefühle sind Gefühle, die nicht nur angenehm sind, sondern sich auch wohltuend und regenerierend auf unseren gesamten Organismus auswirken, bis hinab auf die zelluläre Ebene. Dazu gehören Gefühle wie Liebe, Wertschätzung, Freude, Zufriedenheit, Zuversicht, Mitgefühl, Anteilnahme, Interesse, Verbundenheit, Sinnhaftigkeit, Wohlwollen, Freundlichkeit, Vergebung, Toleranz und Mitfreude. Diese Herzens-Gefühle verbessern den Zustand und das Gleichgewicht des Nervensystems und sorgen für einen harmonischen, gleichmäßigen Herzrhythmus. Darüber hinaus sorgen sie dafür, dass wir klarer und effektiver wahrnehmen, denken und handeln können, da sie für eine Kohärenz im ganzen Organismus sorgen und damit die Zusammenarbeit aller Systeme ermöglichen.

Genau, wie wir Nahrung und Sauerstoff aufnehmen und sie in Energie verwandeln, können wir positive Gefühle aufnehmen und sie in Lebensenergie und -freude umwandeln. Plus-Gefühle sorgen für eine gesunde Energiereserve. Damit sind wir vital, flexibel und kreativ und fühlen uns kraftvoll und wohl. Ist unser Energiekonto dagegen im Minus, nehmen unsere Leistungsfähigkeit und Lebensqualität ab, wir fühlen uns müde und erschöpft und sind schnell überfordert.

Unser Energiekonto

Wir erleben pro Tag etwa 100 000 Gedanken und Gefühle und jeder dieser Impulse wirkt sich unmittelbar auf unseren Energiehaushalt und unseren körperlichen Zustand aus. Allerdings sind es die meisten Menschen nicht gewohnt, ihren Energiepegel mit ihren Gedanken und Emotionen in Zusammenhang zu bringen – dabei ist der größte Teil unserer empfundenen Stressbelastung das Ergebnis dieses unablässigen Stroms. Uns sind im Lauf der Zeit negative Gedankenschleifen, Groll, chronischer Ärger, Vorwürfe und Angstprojektionen zur Gewohnheit geworden; sie bestehen aus einer Mischung aus starren Denk- und biochemischen Mustern (Ärger hat eine andere biochemische Signatur als z. B. Wut oder Unzufriedenheit).

Sind diese Muster einmal in uns etabliert, zirkulieren die dadurch ausgeschütteten Stoffe dauerhaft durch unser System, auch ohne äußeren Auslöser.

Es ist nicht einfach, sich dieser gewohnheitsmäßigen Gedanken und Gefühle bewusst zu werden, dieses Bewusstsein ist aber die Voraussetzung dafür, dass wir etwas daran ändern können. Doch selbst wenn es uns bewusst ist, laufen die meisten dieser Vorgänge automatisch und außerhalb unserer bewussten Kontrolle ab.

Minus-Gefühle (und Gedanken) kosten uns also Kraft und Energie, haben eine schädliche Wirkung auf unseren Körper und halten uns davon ab, klar, umfassend und effektiv zu denken und zu handeln, egal, ob diese Gefühle nun berechtigt sind oder nicht. Und wie wir gesehen haben, ist es auch wenig sinnvoll, sie auszudrücken oder zu unterdrücken. Beides ändert nichts an den physiologischen und psychischen Folgen unserer Stressreaktion. Aber was können wir dann aktiv tun, um unser Energiekonto auszugleichen und ein Guthaben anzusammeln?

Zuerst einmal ist es wichtig, uns selbst und unsere automatischen Gedanken und Gefühle zu beobachten. Das ist nicht einfach, ist aber ein wichtiger Schritt in Richtung von mehr Lebensqualität. Achten Sie darauf, wann Sie Kräfte zehrend denken und fühlen.

Immer wenn Sie bemerken, dass Sie gerade ein Minus-Gefühl oder einen Minus-Gedanken haben, können Sie ihn bewusst durch ein Plus-Gefühl wie Wertschätzung, Mitgefühl oder Toleranz ersetzen (wie das genau geht, werden wir im zweiten, praktischen Teil sehen). Diese

Umwandlung stoppt den Verlust an Energie, verändert Ihre Biochemie und sorgt dafür, dass Sie klarer und bewusster sind und sich wesentlich wohler fühlen.

Childre und Martin nennen diesen Vorgang des Erkennens und Umwandelns eine „Diät" aus hochwertigen Gedanken und Gefühlen und haben im Lauf ihrer Forschungen festgestellt, dass sich dadurch nach und nach das Energieniveau stark erhöht, während der Stresspegel im gleichen Maße absinkt. Ihr Organismus kann sich regenerieren und sich geistig, emotional und körperlich verjüngen.

Allerdings ist es anfangs durchaus anstrengend und erfordert Disziplin, regelmäßig vom Kopf – mit seinen automatischen Programmen – auf das Herz umzuschalten und die ineffizienten, Stress auslösenden Gedanken und Gefühle loszulassen. Wir definieren uns oft sehr über sie und haben das Gefühl, dass wir mit ihnen auch einen Teil unserer Identität loslassen. In Wirklichkeit sind wir jedoch viel mehr als unsere ängstlichen, ärgerlichen und überforderten Gedanken und Gefühle. Je mehr Sie Ihre Herzintelligenz entwickeln und nutzen, desto leichter wird Ihnen der Prozess des Loslassens fallen und desto mehr werden Sie zu dem Menschen, der Sie wirklich sind – und das ist sehr viel mehr als Ihre automatischen Programme.

Ein zweites Hindernis in diesem Prozess ist die Tatsache, dass wir uns bei unseren vertrauten (Minus-)Gefühlen sicher fühlen und mit der Zeit sogar eine Art biochemische Abhängigkeit entwickeln – auch wenn es so unangenehme Emotionen wie chronische Wut, Sorgen oder Unsicherheit sind, die wir bewusst gerne ändern würden.

Solange wir also nicht gelernt haben, unser Gefühlsleben zu trainieren und zu entwickeln, „passieren" uns Gefühle einfach, ohne dass wir irgendeinen Einfluss darauf ausüben könnten. In uns herrscht Chaos, das von einem unkontrollierten Verstand und unkontrollierten Gefühlen verursacht wird. Aber wie sollen wir unsere Gedanken und Gefühle kontrollieren und steuern, ohne dass auch dies wieder Stress verursacht und noch mehr Druck und Kampf? Die Lösung: indem wir das System wechseln und auf unsere Herzintelligenz umschalten. Wenn wir auf unser Herz hören, können wir unsere emotionalen Reaktionen sofort kontrollieren und umwandeln, ohne in die negative Endlosschleife hineinzugeraten, die ein Minus-Gefühl oder Minus-Gedanke sonst immer nach sich zieht. Damit können wir unsere emotionale Geschichte nach und nach loslassen und verhindern, dass wir auf heutige Situationen mit den emotionalen Strategien und Belastungen unserer frühen Kindheit reagieren. Dann verursacht unsere Vergangenheit nicht länger unsere gegenwärtige Wahrnehmung und Reaktion, sondern spiegelt unseren heutigen erwachsenen Zustand wieder. Wir können unser Energiekonto also auf drei Arten füllen:

1. Indem wir positive emotionale Energie aufbauen,

2. indem wir unseren emotionalen Energieverlust durch Minus-Gedanken und Minus-Gefühle stoppen und

3. indem wir emotionale Altlasten abbauen.

Positive emotionale Energie bauen wir immer dann auf, wenn wir mit unserem Herzen und seinen Grundgefühlen verbunden sind oder diese bewusst aktivieren. Unseren emotionalen Energieverlust können wir dadurch stoppen, dass wir, immer wenn wir bemerken, dass wir ärgerlich, gestresst oder traurig sind, aktiv vom Kopf auf das Herz umschalten. Das verdrängt das Problem nicht, aber wir werden kohärenter und können dadurch klarer, intuitiver und umfassender denken und das Problem viel effektiver lösen. Emotionale Altlasten können wir abbauen, indem wir systematisch Dinge aus unserer Vergangenheit, die uns nach wie vor belasten, mit den im Praxisteil vorgestellten Techniken der Herzintelligenz abbauen und lösen.

D. Inkohärenz und Kohärenz

Grundsätzlich bedeutet Kohärenz, dass ein System oder mehrere Systeme in Harmonie miteinander sind. Funktioniert ein System kohärent, dann geht fast keine Energie verloren, da die einzelnen Teile harmonisch zusammenarbeiten. Darüber hinaus entsteht etwas, das größer ist als die Summe seiner Teile – Synergie. Arbeiten die Teile eines Systems nicht harmonisch oder aufeinander abgestimmt, kommt es zu Energieverlusten, Interferenzen und Störungen im System – wir sprechen dann von Inkohärenz.

In Bezug auf unseren Organismus und auf unseren Fokus, das Herz, gibt es zwei Aspekte der Kohärenz: Zum einen die Kohärenz des Herzens selbst. Kohärenz bedeutet hier, dass das elektromagnetische Feld des Herzens geordnet ist und das Herz in einem harmonischen, gleichmäßigen Rhythmus schlägt. Da das Herz der stärkste Taktgeber im Organismus ist – sein elektromagnetisches Feld ist etwa 5000-mal stärker als das unseres Gehirns und entsprechend leicht kann es alle anderen Systeme im Körper in seinen

Rhythmus ziehen –, werden diese Informationen dann an alle Körperzellen weitergegeben. Arbeitet das Herz inkohärent, dann sendet es diese ungeordneten Signale ebenfalls an den ganzen Körper und an unsere Umgebung außerhalb des Körpers.

Zum anderen bedeutet Kohärenz, dass alle wichtigen Systeme wie Atem, Puls, die elektromagnetischen Aktivitäten im Gehirn usw. mit dem Herzen in Übereinstimmung sind. Dieser Gleichklang wird auch Frequenzkopplung genannt.

Wie kann man den Grad an Kohärenz eines Menschen messen?

Die Forscher des HerzIntelligenz®-Institutes haben festgestellt, dass man den Grad der Kohärenz eines Menschen am besten an zwei Parametern feststellen kann: anhand der Herzfrequenzvariabilität (HFV) und anhand des Herzrhythmus. Beides reflektiert am deutlichsten das emotionale Befinden und den Grad an Stress, den ein Mensch empfindet. Dabei misst die Herzfrequenzvariabilität den Abstand zwischen einzelnen Herzschlägen, während der Herzrhythmus die Anzahl der Herzschläge pro Minute beschreibt.

Die Herzfrequenzvariabilität als Gradmesser unseres Befindens

Die Forscher stellten fest, dass unser Herzrhythmus erstaunlich genau auf unsere Gedanken und Gefühle reagiert. Selbst kleinste emotionale Veränderungen zeigen sich sofort in einer Veränderung der Herzfrequenz, aber auch im Muster der Herzfrequenzvariabilität.

Dabei erzeugen negative Gedanken und Gefühle wie Ärger, Angst oder Frustration ein ungeordnetes, unregelmäßiges Muster der HFV. Die beiden Äste des vegetativen Nervensystems, der Sympathikus und der Parasympathikus, arbeiten nicht synchron, sondern kämpfen um die Kontrolle über den Herzrhythmus. Während der Sympathikus versucht, den Herzschlag zu beschleunigen, versucht der Parasympathikus gleichzeitig, ihn zu verlangsamen. Die Folge sind widersprüchliche Informationen, Energieverluste und ein generelles Unwohlfühlen bzw. Stress.

Während stressige Gefühle Inkohärenz im Herzrhythmus hervorrufen, sorgen positive Gefühle wie Wertschätzung, Liebe und Mitgefühl für ein kohärentes Muster im elektromagnetischen Feld des Herzens.

D. Inkohärenz und Kohärenz

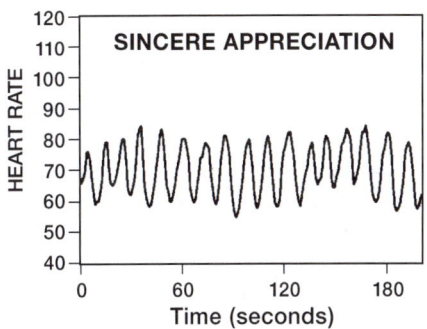

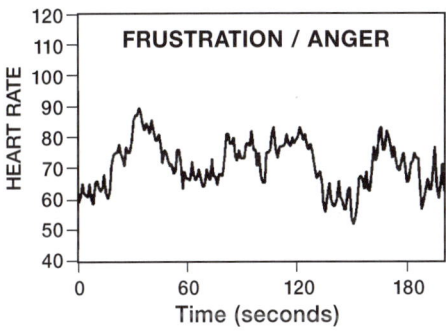

Aus: Childre, Doc u. Rozman, Deborah: *Stressfrei mit HerzIntelligenz®*, VAK, S. 32

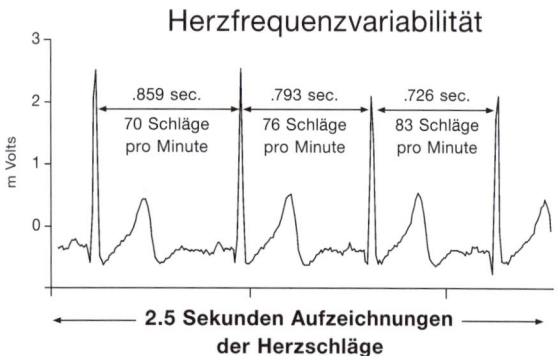

Aus: Childre, Doc: *Forschungsberichte zur HerzIntelligenz®*, VAK, S. 15

Was ist die Folge von Kohärenz?

Wenn wir Plus-Gefühle wie Liebe oder Wertschätzung empfinden, dann werden Herzrhythmus und Herzfrequenzvariabilität kohärent und harmonisch. Das wiederum hat zur Folge, dass sich auch alle anderen Körpersysteme diesem gleichmäßigen, geordneten und gesunden Rhythmus anpassen. Auf die unterschiedlichen körperlichen Folgen dieser Frequenzanpassung und -kopplung werden wir im nächsten Abschnitt noch genauer eingehen, während wir hier vor allem die Synchronisierung von Herz und Gehirn betrachten. Die Forscher des HerzIntelligenz®-Institutes haben nämlich festgestellt, dass sich die Herzfrequenz nicht nur auf das Herz und andere Regelmechanismen wie den Hormonhaushalt

auswirkt, sondern auch auf die Fähigkeit des Gehirns, Informationen zu verarbeiten, Entscheidungen zu treffen, Probleme zu lösen und kreativ zu sein.
Wenn sich die Gehirnwellen mit dem Herzrhythmus bei 0,1 Hz koppeln (dieser Zustand wird auch Harmonie-Modus, Barorezeptorenband oder Barorezeptoren-Feedbackschleife genannt, man versteht darunter die Frequenzanpassung zwischen den HFV-Wellen, der Atmung und der Pulswellenlaufzeit), dann kommt es zu einer erhöhten geistigen Klarheit, einer verstärkten Intuition und einem Gefühl großen Wohlbefindens. Hier arbeiten Kopf und Herz am besten zusammen und sind in Einklang. Wir können diesen harmonischen Zustand dauerhaft aufrechterhalten, indem wir uns auf die Gefühle des Herzens konzentrieren und unser Bewusstsein generell vom Kopf zum Herzen hin verlagern. Dann arbeitet unser Organismus im Optimalzustand und wir können auf sehr viel mehr Ressourcen zurückgreifen. Viele Menschen, die über längere Zeit die Techniken der Herzintelligenz praktizieren, berichten von vermehrter Kreativität, dem Gefühl der Verbundenheit mit sich selbst und etwas Größerem, von erhöhter geistiger Klarheit und Effektivität, besserer Gesundheit und von einer deutlichen Reduktion des Stressempfindens. Die Wahrnehmung verändert sich und Probleme und Herausforderungen werden weniger als Belastung und mehr als Chance empfunden. Die HerzIntelligenz®-Techniken verändern damit nicht nur akuten Stress und wandeln ihn um, sondern verändern die gesamte Grundstimmung und Grundtendenz des Lebens.

Fassen wir noch einmal das Wichtigste zusammen:

- Unsere Gedanken und Gefühle haben Auswirkungen auf unseren Herzrhythmus und unsere Herzfrequenzvariabilität, die darauf wiederum mit Kohärenz oder Inkohärenz reagieren.

- Diese Information wird dann an alle anderen Körpersysteme übermittelt und hat entsprechend Auswirkungen auf den gesamten Organismus. Auch hier gibt es wieder einen Rückkopplungsmechanismus:

- Stress und negative Gefühle schaffen eine Inkohärenz des Herzens, die sich auf den gesamten Organismus ausbreitet und noch mehr Stress schafft.

- Plus- oder Herzensgefühle dagegen erzeugen Kohärenz, die wiederum dafür sorgt, dass alle Körpersysteme optimal zusammenarbeiten und die uns klarer denken, fühlen und handeln lässt. Verstand und Emotionen kommen dadurch in Einklang und wir sind sehr viel mehr „wir selbst".

- Kohärenz ist damit nicht nur sehr viel angenehmer, sondern auch effektiver und intelligenter als Inkohärenz.

E. Die Folgen für unseren Organismus

Wir haben gesehen, dass die Gefühle, die wir täglich tausendfach erleben, unseren gesamten Organismus (ununterbrochen) fühl- und messbar beeinflussen. Sehen wir uns nun noch einmal kurz an, wie sie unsere Hauptkörpersysteme – das vegetative Nervensystem, das Hormon- und Immunsystem und unsere Herz-Gehirn-Verbindung – verändern und welche Auswirkungen das für uns hat.

Das vegetative Nervensystem

Das vegetative Nervensystem besteht aus zwei Anteilen („Äste" genannt): dem Sympathikus und dem Parasympathikus. Während der Sympathikus den Körper auf Kampf oder Flucht vorbereitet, indem er die Herzfrequenz erhöht, den Atem beschleunigt, die Blutgefäße verengt und die Ausschüttung von Stresshormonen anregt, vor allem das bekannte Adrenalin, ist der Parasympathikus für unsere Entspannung zuständig. Er sorgt dafür, dass sich unsere

Herzfrequenz verlangsamt, der Atem beruhigt und unsere Verdauung gut funktioniert. Unser vegetatives Nervensystem steht dadurch mit allen anderen wichtigen Systemen unseres Körpers in Wechselwirkung, wie dem kardiovaskulären System, dem Immun- und Hormonsystem und dem Verdauungsapparat.

Gedanken und Gefühle, selbst solche, die uns nicht oder nur unterschwellig bewusst sind, beeinflussen die Aktivität und das Gleichgewicht unseres vegetativen Nervensystems sehr stark. Während Minus-Gefühle und Stress dazu führen, dass die beiden Äste nicht mehr koordiniert zusammenarbeiten und beide versuchen, den Herzrhythmus zu beeinflussen, führen positive Emotionen dazu, dass beide Äste effizient und harmonisch zusammenarbeiten. Plus-Gefühle erhöhen die Aktivität des Parasympathikus und reduzieren gleichzeitig die Aktivität des Sympathikus. Diese Kooperation verringert den Energieverlust, der bei einer gleichzeitigen Aktivierung beider Äste entsteht, und reduziert somit den Verschleiß in unserem Herzen, unserem Nervensystem und in den inneren Organen.

Das Hormonsystem

Ein zweites, wichtiges System für unsere Gesundheit und unser Wohlbefinden ist das Hormonsystem.
Die Forscher des HerzIntelligenz®-Institutes haben festgestellt, dass bei Dauerstress der Kortisol-Spiegel ansteigt, während gleichzeitig der DHEA-Spiegel sinkt.

Kortisol ist ein Glukokortikoid und wird auch als „Stresshormon" bezeichnet. Es ist am Protein-, Kohlenhydrat- und Fettstoffwechsel beteiligt und wird in übermäßigen Mengen ausgeschüttet, wenn Menschen unter Stress stehen. Immer, wenn Sie an etwas denken, das Sie stresst, ärgerlich oder ängstlich werden lässt, gibt Ihr Gehirn die Anweisung an die Nebennieren, mehr Kortisol auszuschütten. Dieses Kortisol zirkuliert dann mehrere Stunden im Blut und kann zu noch mehr Ärger oder Angst führen.

DHEA ist die Abkürzung für Dehydroepiandrosteron, ist eine Vorstufe der Sexualhormone, wie Östrogen und Testosteron, und gilt als „Anti-Alterungs-Hormon". Es spielt eine wichtige Rolle bei der Stärkung des Immunsystems, der Senkung des Cholesterinspiegels, der Anregung des Aufbaus von Knochen und Muskeln. Und es wirkt sich generell schützend und regenerativ auf viele Körpersysteme aus und bremst den Alterungsprozess. Wenn Sie viel DHEA produzieren, fühlen Sie sich fit und vital.

Das Verhältnis zwischen Kortisol und DHEA im Körper wird oft als biologischer Anzeiger für Stress- und Alterungsprozesse verwendet. Je mehr Stress wir empfinden, desto mehr Kortisol wird ausgeschüttet und desto niedriger ist der DHEA-Spiegel, da beide aus der gleichen Vorstufe, dem Pregnenolon gebildet werden. Geraten wir unter Dauerstress, dann fährt unser Körper die Kortisol-Produktion dauerhaft hoch und es kann nicht mehr genügend DHEA produziert werden. Positive Gefühle wie Zufriedenheit, Mitgefühl, Freude und Liebe hingegen sorgen dafür, dass der Kortisol-Spiegel sinkt und gleichzeitig mehr DHEA gebildet wird. Wenn wir diese Grundgefühle des Herzens häufiger empfinden oder bewusst aktivieren, stellt sich unser System um von der Kortisol-Synthese auf die Synthese von DHEA.

Das Immunsystem

Das dritte große Körpersystem ist unser Immunsystem. Die Forscher des HerzIntelligenz®-Institutes haben festgestellt, dass Emotionen sich messbar auf unsere Immunabwehr auswirken. Gemessen wurde hier die Konzentration von IgA im Speichel, einem Immunglobulin, das als wichtiger Antikörper die erste Abwehrlinie des Körpers gegen Eindringlinge bildet.

Sie stellten fest, dass sich die Konzentration von IgA deutlich erhöht, wenn man positive Gefühle wie Mitgefühl und Anteilnahme empfindet. Fünf Minuten aufrichtig empfundene positive Gefühle sorgten dafür, dass sich der IgA-Spiegel bis zu sechs Stunden erhöhte, während fünf Minuten Wut die Ausschüttung von IgA bis zu sechs Stunden hemmte. Das bedeutet, dass Herzensgefühle und echte positive Gefühle das Immunsystem deutlich stärken, während negative Gefühlszustände die Immunreaktion stark unterdrücken oder hemmen können. Dabei war es wirkungsvoller, die positiven Gefühle selbst (in diesem Fall mithilfe der HerzIntelligenz®-Techniken) hervorzurufen, als z. B. einen Film zu sehen, der positive Gefühle sozusagen „von außen" auslöste.

Die Herz-Gehirn-Verbindung

Wie wir schon im vorigen Kapitel gesehen haben, wirkt sich Stress (und im Gegensatz dazu unsere Herzintelligenz) auch auf die Zusammenarbeit zwischen dem Herzen und unserem Gehirn aus. Stress sorgt dafür, dass inkohärente Signale an das Gehirn weitergeleitet werden. Wenn sich der Herzschlag ändert, verändert sich auch die elektrische Aktivität in den Zellen des sogenannten Mandelkerns (in der Fachsprache „Amygdala" genannt). Der Mandelkern befindet sich im Gehirnkern und ist das Zentrum, das Reaktionen auf mögliche Bedrohungen aus der Umwelt koordiniert. Er dient als Speicher emotionaler Erinnerungen im Gehirn und hat maßgeblich mit der Entstehung und Verarbeitung von Angst zu tun. Der Mandelkern verarbeitet Impulse von außen und leitet entsprechende vegetative und verhaltensbedingte Reaktionen ein. Das bedeutet, dass der Mandelkern ganz entscheidend dazu beiträgt, wie wir etwas wahrnehmen, empfinden und darauf reagieren. Eine Aufgabe des Mandelkerns besteht z. B. darin, Vertrautes zu erkennen. Die Forscher des HerzIntelligenz-Institutes® haben herausgefunden, dass wenn schon bei kleinen Kindern die Rhythmusmuster des Herzens gestört sind, weil in der Familie Stress herrscht oder das Kind nicht genügend geliebt und unterstützt wird, der Mandelkern dann lernt, Chaos, Stress, Abwertung und Disharmonie als etwas Vertrautes anzusehen. Das kann im Verlauf des Lebens dazu führen, dass wir uns mit Stress, Misserfolg und

Inkohärenz wohler fühlen als mit Kohärenz, Harmonie und innerer Übereinstimmung – einfach, weil es etwas Vertrautes ist. Das kann es sehr erschweren, positive Veränderungen im Leben herbeizuführen, da unser System im Zweifelsfall immer auf diese alten, vertrauten Muster und Reaktionen zurückgreift. Wir fühlen uns aber mit diesem Mangel nicht wirklich wohl und er verursacht Stress und Probleme beim Lernen und behindert unsere Kreativität und unser emotionales Wohlbefinden.

Gerade weil unsere Wahrnehmungen, Gedankenprozesse und emotionale Reaktionen nicht objektiv sind, sondern stark von unseren emotionalen Erinnerungen beeinflusst werden, ist es so wichtig, diese Grundeinstellungen zu erkennen und gegebenenfalls durch andere, wohltuendere zu ersetzen. Ein Weg dorthin bieten die Techniken der Herzintelligenz. Sie können uns helfen, anstatt Stress und Inkohärenz, Harmonie, innere Übereinstimmung und Kohärenz als normalen, angenehmen Zustand zu empfinden.

Dieser Harmonie-Modus entsteht, wenn sich durch die Konzentration auf echte Grundgefühle des Herzens die HFV-Wellen mit der Atmung und der Pulswellenlaufzeit bei 0,1 Hz synchronisieren. Dadurch scheint die elektrische Aktivität des Gehirns ebenfalls in Harmonie mit dem Herzrhythmus zu gelangen.

E. Die Folgen für unseren Organismus 47

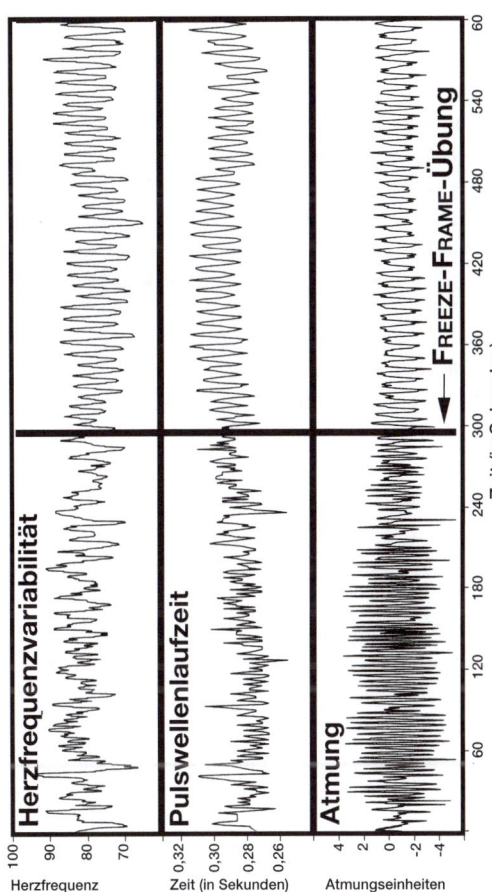

Aus: Childre, Doc u. Martin, Howard: *Die HerzIntelligenz®-Methode*, VAK, S. 107

Das bedeutet, dass der Herzrhythmus die Kohärenz der Hirnstrommuster verändert und damit die Gehirnfunktionen beeinflusst. Das kann erklären, warum sich auch das Denken und Wahrnehmen positiv verändert, sobald der Herzrhythmus kohärenter wird. Wir bringen das Gehirn in Harmonie mit dem Herzen. Diese innere Harmonie oder Frequenzkopplung führt dann zu einer dauerhaft erhöhten Klarheit, Lebensfreude und innerem Frieden und gleichzeitig verringern sich Angst, Sorge und Depression.

Die Wirkung von Stress (und Minus-Gedanken und Minus-Gefühlen)

Fassen wir die Folgen von Stress noch einmal zusammen:

- Stress wirkt sich auf unser gesamtes Leben aus – auf unseren geistigen und emotionalen Zustand, unsere Gesundheit und auf unser generelles Wohlbefinden.

- Negative Emotionen und Stress führen zu Störungen und Inkohärenz im Herzrhythmus und im vegetativen Nervensystem. Disharmonie im Herzrhythmus führt zu einem höheren Verschleiß und erhöht den Stress im Herzen und in anderen Organen. Unsere Blutgefäße verengen sich, der Blutdruck steigt und es kann zu Bluthochdruck kommen. Dadurch erhöht sich das Risiko von Herzerkrankungen und Schlaganfällen deutlich.

- Die Produktion von Stresshormonen wie Kortisol steigt, während gleichzeitig der DHEA-Spiegel sinkt. Zusätzlich wird unsere Immunabwehr geschwächt und wir werden anfälliger für Krankheiten und Infektionen.

- Geistig führt Stress dazu, dass wir nicht mehr klar denken können und nur noch auf der Basis alter Überlebensprogramme funktionieren (die oft nicht sinnvoll sind). Deshalb machen wir viel häufiger Fehler, wenn wir gestresst sind. Wir sind mental überlastet und neigen zu unkontrollierten emotionalen Reaktionen. In diesem Zustand schläft unser Bewusstsein, wir leben auf Autopilot und wollen nur noch „überleben". Und wir haben das Gefühl, unserer Umgebung und dem Leben ausgeliefert zu sein und keinerlei Kontrolle oder Einflussmöglichkeit mehr zu haben. Wir haben keinen inneren Abstand mehr zu den Ereignissen und identifizieren uns völlig mit ihnen.

Die Wirkung der Herzintelligenz

Sehen wir uns im Gegensatz dazu noch einmal zusammenfassend an, was positive Gefühle und die Rückverbindung mit unserer Herzintelligenz in unserem Organismus auslösen.

Positive Emotionen erhöhen die Harmonie, Ordnung und Kohärenz des Herzrhythmus. Ein harmonischer

Herzrhythmus ist effizienter und weniger belastend für das Herz selbst und für alle anderen Körpersysteme. Dadurch kommt das Nervensystem ins Gleichgewicht und das gesamte Herz-Kreislauf-System arbeitet besser. Kohärenz erhöht unsere Immunabwehr und verbessert das hormonelle Gleichgewicht, vor allem das Verhältnis zwischen Kortisol und DHEA.

Durch die verbesserte Zusammenarbeit zwischen Herz und Gehirn arbeitet unser Gehirn besser und wir können klarer und effektiver denken. Und sie führt zu einer Verbesserung der Fähigkeit, Stress abzubauen und neuen Stress gar nicht erst entstehen zu lassen, indem wir besser auf Situationen reagieren. Generell erhöht sich das Wohlbefinden bis hinab auf die zelluläre Ebene.

Die Wirkung unserer Herzintelligenz nach außen

Aber Herzkohärenz hat nicht nur eine positive Wirkung auf uns und unseren Organismus – sie wirkt sich auch auf unsere Umgebung aus. Das elektromagnetische Feld des Herzens ist das stärkste des Körpers und durchdringt nicht nur jede Körperzelle, sondern strahlt auch weit über den Körper hinaus. Mit empfindlichen Messgeräten kann es noch im Abstand von bis zu drei Metern gemessen werden. Noch stärker überträgt es sich, wenn Menschen nahe beieinanderstehen oder sich berühren. In diesem Fall registrieren die Hirnstromwellen des einen Menschen die Herzfrequenz und ihre Information des anderen Menschen und geraten in Resonanz mit ihnen.

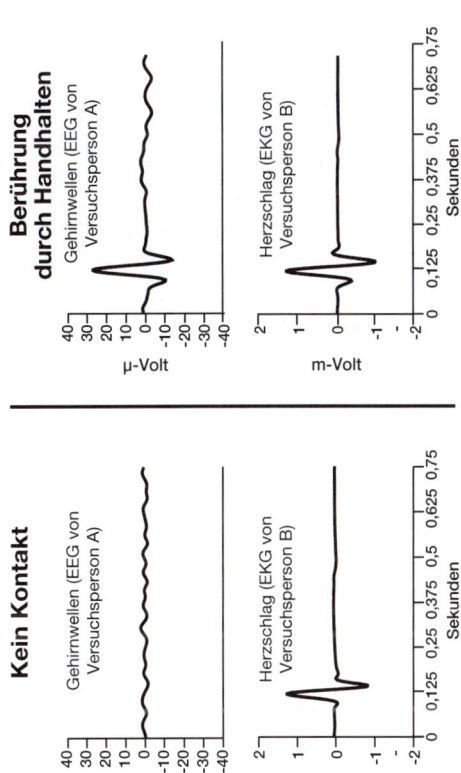

Durchschnittliche Wellenmuster der Herzschlag-Signale

Aus: Childre, Doc u. Martin, Howard: *Die HerzIntelligenz®-Methode*, VAK, S. 216

Wir nehmen diesen Vorgang normalerweise nicht bewusst wahr und doch findet er bei jedem Kontakt mit anderen Menschen statt. Damit beeinflusst das, was wir fühlen und wie es uns geht, nicht nur unser eigenes Erleben, sondern auch die Menschen um uns herum. Das heißt, dass wir ständig unseren Gefühlszustand aussenden und den von anderen Menschen empfangen. Können Sie sich vorstellen, welche positiven Auswirkungen das für Ihre Familie oder Arbeitssituation hätte, wenn Sie mit Ihrer Herzintelligenz in Kontakt stünden?

F. Herzintelligenz

Was ist Herzintelligenz?

Kommen wir nun noch einmal zu der Frage, was die Herzintelligenz, von der wir hier immer sprechen, eigentlich ganz genau ist. Wie alle umfassenden, feldförmigen Kräfte lässt sie sich nicht genau definieren, wir können aber sagen, dass sie die Verbindung aus dem körperlichen Herzen und einer organisierenden, größeren Intelligenz ist. Dabei fungiert das elektromagnetische Feld des Herzens als Träger dieser Intelligenz und unserer emotionalen Energiemuster. Diese Intelligenz ist eine Quelle der Weisheit, und sie ist in Bezug auf die Wahrnehmungs- und Verarbeitungsgeschwindigkeit unserer mentalen Intelligenz um ein Vielfaches überlegen, wie wir im Folgenden noch sehen werden. Dabei schließt sie die mentale Intelligenz nicht aus, sondern umfasst sowohl die mentale als auch die emotionale Intelligenz, erhöht dabei aber beide. Sie ermöglicht uns den Zugang zu unserer eigenen höheren Intelligenz und gleichzeitig zu etwas Größerem, von dem wir Teil sind. Wir alle haben diese

Herzintelligenz, es ist nur die Frage, ob wir das auch wissen und ob und wie oft wir sie im Alltag nutzen.

Das Herz ist also der Sitz unserer Intuition und unserer Verbindung zu einer höheren Intelligenz, und die Herzintelligenz ist eine organisierende Kraft und gleichzeitig eine neue Form des Bewusstseins.

Wie wir schon gesehen haben, ist das Herz ist ein intelligentes System mit einer intelligenten Sprache, das Informationen unabhängig von unserem Gehirn verarbeiten kann. Und es sendet ständig Informationen in Form von neuralen (durch die Übermittlung von Nervenimpulsen), biochemischen (über Hormone und Neurotransmitter), biophysikalischen (über Druckwellen / Puls) und von elektromagnetischen Botschaften (durch Wechselwirkung im elektromagnetischen Feld) an unseren gesamten Organismus. Damit beeinflusst es tief greifend, wie wir uns fühlen, denken, handeln und uns und unser Leben empfinden. Dabei ist das Herz mit seiner Intelligenz in keiner Weise weich, naiv oder emotional. Ganz im Gegenteil – von hier kommen Klarheit, Stärke und Integrität. Für viele Menschen ist das Herz gleich bedeutend mit Emotionen, dabei kommen die meisten Emotionen in Wirklichkeit aus unserem Kopf. Es gibt einen großen Unterschied zwischen den vom Kopf kommenden und von dort gesteuerten Emotionen und echten Herzensgefühlen. Beide sind am Anfang manchmal nicht so leicht voneinander zu unterscheiden, aber mit zunehmender Übung und wachsender Klarheit wird das immer leichter: Herzensgefühle sind ruhiger, klarer, subtiler und immer Energie gebend.

Mit dem Herzen geraten wir gerade *nicht* in den Strudel der Emotionen, sondern seine Intelligenz verschafft uns erst die Kraftquelle, die hilft, unsere Emotionen von einer höheren Ebene aus umzuwandeln. Mithilfe des Herzens bekommen wir unsere unkontrollierten, chaotischen Emotionen in den Griff.

Sich an das Herz und seine Intelligenz zu wenden, ist nicht nur eine weitere Methode der Stressbewältigung, es macht etwas viel Größeres: Es gibt Ihnen die Macht und Kontrolle über Ihre automatischen Reaktionen zurück, die Ihr Leben ganz entscheidend prägen, und sie bringt eine völlig neue, intelligentere Sichtweise ins Spiel. Sie sind dadurch in der Lage, sich schneller von all den Stress- und Minus-Reaktionen zu befreien, die sich im Laufe Ihres Lebens angesammelt haben und sich durch eine permanente Aktivierung in Ihre Gehirnschaltkreise neurologisch tief eingeprägt haben und die Sie so viel Energie und Lebensfreude kosten. Indem Sie positive Herzensgefühle erzeugen, verdrängen Sie nicht Ihren zugrunde liegenden Stress, sondern die Kohärenz, die dadurch entsteht, sorgt dafür, dass Sie die Probleme von einer höheren Warte aus betrachten können. Das ist kein aufgesetzter, künstlicher Optimismus oder positives Denken, sondern ein tiefes Gefühl der inneren Sicherheit und Souveränität, die dadurch entsteht, dass wir mit dem Wissen unseres Herzens verbunden sind.

Das Herz ist also auf der einen Seite ein Transformator für Stress, der Signale an das Gehirn sendet, mit denen wir unsere Stressreaktion wesentlich schneller umwandeln können. Auf der anderen Seite schafft unsere Herzintelligenz aber auch Erfüllung. Wir haben durch sie Zugang zu unserer höheren Intelligenz, die normalerweise durch all den inneren Lärm und das Chaos, das die Inkohärenz verursacht, überhaupt nicht zu uns durchdringt. Diese Intelligenz kennt unseren Weg und weiß immer, was das Beste für alle Beteiligten ist.

Sehen wir uns jetzt noch einmal unsere drei „Gehirne" an und den Unterschied zwischen Intellekt und Intuition.

Die verschiedenen Ebenen unserer Intelligenz

Es gibt mehrere Möglichkeiten, unsere verschiedenen Arten von Intelligenz zu unterteilen.

Zum einen lässt sich unsere Gehirnfunktion in drei Ebenen einteilen. Die erste Ebene steuert viele unserer instinktiven Reaktionen, z. B. den Flucht- oder Kampf-Reflex und unsere vegetativen Funktionen. Diese Gehirnfunktion ist vor allem im Hirnstamm lokalisiert, ist entwicklungsgeschichtlich die älteste und mit dem sogenannten „Bauchgehirn" (s.u.) verbunden. Die zweite Ebene ist für die Verarbeitung von Emotionen und Erinnerungen zuständig – sie findet sich vor allem im Thalamus, in der Amygdala, die wir ja schon kennen gelernt haben, und im Hippocampus. Die dritte Ebene findet sich vor allem in der Großhirnrinde und im Neokortex. Sie ist entwicklungsgeschichtlich die jüngste und für unsere kognitiven Fähigkeiten wie Denken, Planen, Analysieren, Verstehen und Schlussfolgern zuständig. Sind diese drei Gehirnebenen nicht kohärent, dann arbeiten sie gegeneinander und senden völlig unterschiedliche Informationen und Anweisungen an unseren Organismus. Und im Zweifelsfall setzen sich die entwicklungsgeschichtlich ältesten Gehirnteile durch, da ihre Informationen am tiefsten in unserem neurologischen System verankert sind. Setzen wir dagegen unsere Herzintelligenz ein, werden alle drei Bereiche kohärent und arbeiten reibungslos und effektiv zusammen (und ohne ständigen inneren Konflikt, an den wir uns schon so gewöhnt haben, dass er uns normal erscheint).

Eine andere mögliche Unterteilung unserer verschiedenen Arten von Intelligenz ist die der drei „Gehirne": das Bauchgehirn, das Herzgehirn und das (im letzten Absatz bereits thematisierte) Kopfgehirn.

Das Bauchgehirn besteht aus dem Nervensystem des Magens und des Solarplexus. Hier entscheiden wir oft, ob wir handeln sollen oder nicht. Und auch wenn wir im Sprachgebrauch oft von „Bauchgefühlen" sprechen, wenn wir unsere Intuition meinen, finden sich hier weniger intuitive als mehr instinktive Reaktionen.

Auch das Herz hat sein eigenes Nervensystem, das unabhängig vom Kopfgehirn Informationen verarbeitet und auf sie reagiert. Wir haben gesehen, dass unser Herzgehirn mit dem Gehirn kommuniziert und dass z. B. die Zellen der Amygdala synchron mit dem Herzrhythmus arbeiten. Neuere Untersuchungen haben darüber hinaus etwas ausgesprochen Spannendes ergeben: Sie belegen, dass das Herzgehirn intuitive Informationen empfängt, *bevor* sie den Kopf erreichen (McCraty, Atkinson und

Bradley 2004a, 2004b). Das Herz erhält diese Informationen zuerst, dann werden sie an das Gehirn weitergeleitet und dieses informiert dann den Körper, der daraufhin reagiert. Das bedeutet, dass das Herz auf viel mehr Informationen – und das auch noch schneller – zugreifen kann, als unser Gehirn im Kopf.
Durch das Üben der HerzIntelligenz®-Techniken, beziehungsweise generell durch ein Umschalten vom Kopf auf das Herz, wird unser Herzrhythmus kohärenter. Dadurch werden nicht nur die drei Ebenen des (Kopf-)Gehirns besser miteinander synchronisiert, sondern auch Kopf, Bauch und Herz. So entstehen große Synergieeffekte, d. h. die Summe unserer Möglichkeiten ist größer als die unserer einzelnen Systeme und wir haben über das Herz Zugang zu anderen, normalerweise nicht bewussten Ebenen der Realität.

Intellekt und Intuition

Eine dritte, weit verbreitete Unterteilung unserer Fähigkeiten ist die in Intellekt bzw. Kopf und Intuition bzw. Herz. Wir nehmen die Welt um uns herum ganz unterschiedlich wahr, je nachdem ob wir mit dem Kopf (also dem Gehirn oder Verstand) oder mit unserer Herzintelligenz in Verbindung stehen. Beide Instanzen verarbeiten Informationen, die unsere Verbindung zur Welt ausmachen, unsere Körperfunktionen steuern, unsere Einstellungen, Verhaltensmuster und Interpretationen bestimmen und für unsere Gefühlslage zuständig sind. Doch beide nehmen diese Fakten vollkommen unterschiedlich auf und interpretieren und verarbeiten sie auch ganz unterschiedlich. Das heißt, die Welt ist eine vollkommen andere, je nachdem, ob wir sie mithilfe unseres Verstands oder unserer Herzintelligenz betrachten.

Kopf / Intellekt

Der Kopf oder Verstand arbeitet linear und logisch. Er erzeugt aus einzelnen Erfahrungen Verallgemeinerungen (z. B. „Alle Hunde sind gefährlich", „Ich kann nicht gut malen" oder „BMW-Fahrer halten nie am Zebrastreifen") und hat die Fähigkeit, Muster und Strukturen zu bilden (das sind unsere Einstellungen, Überzeugungen und Reaktionen). Das hilft uns, unsere Welt zu strukturieren, Dinge einzuordnen und ganz allgemein zu funktionieren. Oft schränkt es uns aber auch sehr ein. Die Strukturen machen uns starr und unflexibel und filtern die Realität sehr stark, da sie nur diejenigen Informationen passieren lassen, die ihrer eingeschränkten Wahrheit entsprechen. Selbst wenn der nächste BMW-Fahrer am Zebrastreifen hält und Sie dazu noch ganz freundlich anlächelt, wird das nicht bis zur Ebene der Überzeugungen vordringen, geschweige denn sie verändern. Das liegt unter anderem daran, dass uns unsere Strukturen ein Gefühl der Identität und Sicherheit vermitteln. Sie ordnen unsere Welt und machen sie, zumindest gefühlt, verständlich und kontrollierbar. Dieses Gefühl der inneren Ordnung und Stabilität ist zum Überleben notwendig, allerdings hat es bei den meisten von uns etwas überhand gewonnen. Wir können damit keine neuen Lösungen für Probleme finden und uns auch nur sehr schwer verändern. Dabei sind wir zu einer ganz erstaunlichen Flexibilität fähig: Das Gehirn, in das unsere Muster, Verhaltensweisen und Einstellungen ja in Form neuronaler Netze eingeschrieben sind, ist zu völlig neuen Verschaltungen und Kombinationen fähig – die Neurobiologie nennt diese Fähigkeit „Neuroplastizität". Allerdings erfordert das zum einen den tiefen Willen zur Veränderung sowie Disziplin und Techniken, die uns dabei helfen, unsere neurologischen Gewohnheiten zu verändern.

Herz / Intuition

Im Gegensatz dazu geht unser Bewusstsein, wenn wir mit unserer Herzintelligenz oder Intuition verbunden sind, weit über das lineare und logische Denken hinaus. Dadurch reagieren wir nicht mehr reflexartig und automatisch, sondern der jeweiligen Situation angepasst. Wir werden flexibler und kreativer und finden neue Lösungen für alte Probleme.

Die Herzintelligenz verarbeitet Informationen sehr viel komplexer und umfassender als der Verstand das kann, und sie ist dabei gleichzeitig direkter und wesentlich schneller. Sie gibt uns ein unmittelbares, intuitives Wissen, das uns wirkliche Sicherheit verschafft. Doc Childre und Howard Martin drücken das sehr schön in ihrem Buch *Die HerzIntelligenz-Methode*® aus (S. 52); sie schreiben: „Wir wissen etwas mit dem Verstand, aber wir verstehen es mit dem Herzen."

Und wenn wir mit dem Herzen und seinem Wissen in Verbindung stehen, dann beruhigen sich unsere Gedanken und wir können viel klarer und fokussierter denken. Unsere Interpretationen der Wirklichkeit werden rationaler und verständnisvoller und wir sind stärker mit den Grundgefühlen des Herzens verbunden, wie Nicht-Bewerten, Wertschätzen und Toleranz. Das Gefühl, Kontrolle über das Leben zu haben, wird stärker und die Grundhaltung insgesamt zuversichtlicher.

Uns stehen immer beide Arten von Intelligenz zur Verfügung, die Frage ist nur, auf welche wir unser Bewusstsein richten. Das macht für das Leben einen fundamentalen Unterschied. Wenn Sie herausfinden möchten, welchen Bus Sie nehmen müssen, um pünktlich am Bahnhof zu sein, dann benutzen Sie Ihren Verstand. Wenn Sie herausfinden möchten, was Ihnen in diesem Leben wichtig ist, wie Sie Ihren Stress transformieren können und Erfüllung finden, dann fragen Sie zuerst Ihre Herzintelligenz. Am besten ist es, wenn beide harmonisch zusammenarbeiten, mit der Herzintelligenz als „Chefin" und dem Verstand als motiviertem „Mitarbeiter".

Wenn wir uns weiterentwickeln wollen und unsere Probleme, auch die globalen, lösen möchten, brauchen wir eine neue, schnellere und zuverlässigere Form der Intelligenz als die lineare, vergleichsweise langsame und starre, die wir bislang nutzen. Wenn wir mithilfe einer Bewusstseinsverschiebung vom Kopf auf das Herz Kohärenz erzeugen und damit beide Systeme effektiv zusammenarbeiten können, steht uns unser vollständiges Potenzial zur Verfügung. Das wirkt sich positiv auf unsere Reaktionszeit, unsere geistige Klarheit, unser emotionales

Befinden und ganz konkret auf unser Hör- und Sehvermögen aus. Sind beide Systeme nicht synchron, sind wir weniger bewusst und unser Potenzial ist eingeschränkt. Leider nehmen wir das oft nicht bewusst wahr, sondern merken nur, dass wir nervös, gereizt, traurig oder gestresst sind. Trotzdem beeinflusst uns diese Inkohärenz bis hinab auf die zelluläre Ebene.

Wie aber können wir umschalten und bei Problemen statt des Kopfes unser Herz zum ersten Ansprechpartner machen? Zuerst, indem wir lernen, zwischen diesen beiden zu unterscheiden. Sie werden einen deutlichen Unterschied spüren, ob Gefühle und Gedanken mit dem Herzen verbunden sind und aus diesem kommen oder nicht. Herzensgedanken und Gefühle sind klar, geben Energie und sind reifer, d. h. sehen alle, nicht nur Ihre persönlichen Aspekte einer Situation, sie sind allerdings am Anfang auch oft subtil und leise.

Zum anderen müssen Sie lernen, bewusst umzuschalten und Ihre Aufmerksamkeit auch über längere Zeit im Herzen zu halten. Das mag nicht wirklich schwierig oder kompliziert klingen, ist in der Praxis allerdings oft gar nicht einfach. Sie arbeiten gegen eine lebenslange neuronale Gewohnheit an, die sich vertraut und „normal" anfühlt – nicht, weil sie die bessere Wahl ist, sondern weil wir sie schon so oft praktiziert haben. Auch wenn die Signale des Herzens oft sehr viel sinnvoller und effektiver sind, so stören sie doch unsere gewohnten Abläufe. Und selbst wenn sie uns einmal bewusst werden, finden wir tausend Argumente, um sie nicht umzusetzen zu müssen. Die Herausforderung besteht also darin, bei Problemen nicht den normalen, vertrauten Weg zu gehen und die Lösung dem Verstand zu überlassen, sondern bewusst innezuhalten und auf die Intelligenz des Herzens umzuschalten. Es braucht am Anfang etwas Geduld, da unsere Verbindung zum Herzen über die Jahre abgebrochen ist und diese Sprache sehr viel leiser und subtiler ist als unsere lauten Gedanken und Gefühle. Und wir müssen diese leisen Impulse dann auch wirklich umsetzen, auch wenn uns am Anfang niemand die Garantie geben kann, dass es auch wirklich gute Ratschläge sind.

Verbindung mit etwas Größerem

Wir haben gesehen, dass unsere Herzintelligenz mit etwas Größerem verbunden ist: Zum einen mit unserer eigenen, höheren Intelligenz, die unser wirkliches Wesen ausmacht, zum anderen verbindet uns unser Herz nach Forschungsergebnissen u.a. von McCraty, Atkinson und Bradley[3], aber auch von William Gough[4], Robert Shacklett und William

---

3 McCraty, R., Atkinson, M., Bradley, R.T. (2004a): „Electrophysiological evidence of intuition: Part 1. The surprising role of the heart", in: *Journal of Alternative and Complementary Medicine* 10 (1), S. 133-43
Dies. (2004b): „Electrophysiological evidence of intuition: Part 2. A sytem-wide process?", in: *Journal of Alternative and Complementary Medicine* 10 (2), S. 325-36

4 Gough, W.C., Shacklett, R.L.: „The science of connectivness; part III: the human experience", in: *Subtle Energies*, 1993, 4 (3), S. 187-214
Tiller, W.A.: *Science and Human Transformation*, Walnut Creek, 1997

Tiller, mit einem hochintelligenten Informationsfeld, das nicht an Raum und Zeit gebunden ist bzw. diese überschreitet. Physikalisch spricht man von einem inhärenten, nichtlinearen, nichtlokalen, multidimensionalen Bereich, der nach holografischen Gesichtspunkten funktioniert, aus Sicht der Philosophie und Spiritualität spricht man von einer höheren Intelligenz oder von Bewusstsein, das im Taoismus z. B. als TAO bezeichnet wird. Besonders die Forschungen von McCraty, Atkinson und Bradley zeigen, dass das Herz einen intuitiven Zugang zu diesem nichtlokalen Informationsfeld hat und deshalb Informationen früher empfängt (und davon auch wesentlich mehr) als das Gehirn und sie dann an dieses weiterleitet. Auf der anderen Seite würde dieser Zugang aber auch bedeuten, dass sich das Feld unseres Herzens nicht nur über die bislang messbaren 3 Meter erstreckt, sondern möglicherweise buchstäblich über die ganze Welt.

Meiner Erfahrung nach beinhaltet dieses Feld oder diese höhere Intelligenz unseren Zugang zu einem Gefühl von Sinn im Leben und das Wissen um eine tiefe Verbundenheit mit allem. Und je weniger Lärm und Dissonanz in unserem Organismus herrscht, desto leichter können wir unsere höhere Intelligenz wahrnehmen und in unser Leben integrieren.

Ein Weg dorthin ist das bewusste Umschalten vom Verstand auf das Herz. Dafür gibt es verschiedene einfache und effektive Techniken, die ich Ihnen im Folgenden vorstellen möchte.

II. Praxis: Die HerzIntelligenz®-Techniken

Das Institut für HerzIntelligenz® hat im Laufe der Jahre einige sehr effektive Techniken entwickelt, die uns helfen, vom Kopf auf das Herz umzuschalten. Dadurch werden die Muster unseres Herzrhythmus und seiner Variabilität kohärenter, was wiederum eine zunehmende Kohärenz aller Systeme im Körper zur Folge hat.

Jede Technik wird im Folgenden zuerst beschrieben und dann kommen Hinweise und Tipps zur praktischen Umsetzung.

Jede der Techniken hat einen etwas anderen Anwendungsbereich und es gibt einfache, schnelle Techniken und solche, die etwas komplexer sind bzw. etwas länger dauern. Da es in der Literatur über Herzintelligenz keine allgemein empfohlene Reihenfolge für die Übungen gibt, sind sie hier nach ihrem Schwierigkeitsgrad geordnet.

Da wir uns hierbei auf den sensiblen Herzbereich konzentrieren, ist es wichtig, dass Sie ganz ohne Druck und Anstrengung an die Übungen herangehen.

Sollten Sie trotzdem ein unangenehmes Gefühl, wie übermäßige Wärme, Beklemmungen oder Ähnliches spüren, sollten Sie eine Weile pausieren und dann mit etwas weniger Anstrengung noch einmal beginnen. Bei akuten Herzproblemen ist es gut, das Programm mit Ihrer Hausärztin abzusprechen oder, in schwereren Fällen, die Übungen unter ärztlicher Aufsicht zu machen.

Aus eigener Erfahrung noch ein Hinweis für Menschen mit einem (sehr) niedrigen Blutdruck. Dadurch, dass wir unsere Aufmerksamkeit vom Kopf zum Herzen verlagern, kann es sein, dass der Blutdruck etwas absinkt. Das ist in den meisten Fällen sehr erwünscht, kann bei bereits niedrigem Blutdruck allerdings zu leichten Beschwerden wie Schwindel oder Kribbeln führen (Menschen mit niedrigem Blutdruck sind diese Anzeichen vertraut). Wenn das bei mir zum Beispiel der Fall ist, führe ich die Übungen kürzer und eher nebenbei durch. Auch eine gute Möglichkeit ist, sie beim Spazierengehen oder Sport zu machen, wenn Ihr Blutdruck und Kreislauf aktiver sind.

Vorbereitung – die „Apotheke"

Bevor wir mit den eigentlichen Übungen zur Aktivierung der Herzintelligenz beginnen, ist es gut, sich eine Art „Hausapotheke" an Herzensgefühlen anzulegen. Sie werden bei den Übungen immer wieder aufgefordert, aktiv Herzensgefühle wie Wertschätzung oder Mitgefühl zu erleben, um in den Kohärenzmodus zu gelangen. Das ist manchmal aus dem Stegreif und inmitten einer stressigen Situation etwas schwierig, deshalb ist es gut, sich eine Liste mit guten Gefühlen und schönen Erlebnissen anzulegen, auf die Sie bei Bedarf schnell zugreifen können.

Nehmen Sie sich einen Zettel und versuchen Sie, so viele Ereignisse, Situationen, Menschen, Tiere, Gegenstände, Fähigkeiten usw. zu finden, für die Sie dankbar sind, die Sie schätzen, über die Sie sich freuen oder die Sie lieben. Ganz abgesehen von dem Wert, den diese Informationen für die Techniken der Herzintelligenz haben, ist das Sammeln dieser Informationen selbst eine sehr schöne, wohltuende Übung, die unseren Fokus verlagert, nämlich weg von einem Mangel, hin zu dem, was unser Leben jetzt schon reich und wertvoll macht.

- Erinnern Sie sich an Situationen, in denen Sie sich über etwas oder jemanden wirklich gefreut haben. Das kann ein besonders schönes Erlebnis sein, ein Geschenk oder eine schöne Begegnung mit jemandem.

- Denken Sie an Menschen, Tiere, eigene Fähigkeiten, Dinge und Situationen in Ihrem Leben, für die Sie aus tiefstem Herzen dankbar sind.

- Schreiben Sie alle Dinge aus Ihrem Leben auf, die Sie wirklich schätzen. Wertschätzung ist eines der Grundgefühle des Herzens, die am leichtesten zu erleben ist und sie wird deshalb in den Übungen oft angewendet. Wertschätzung heißt, dass Sie etwas schätzen – das können auch kleinere Dinge sein, wie die Tatsache, dass das Wetter heute gut ist oder es etwas Leckeres zum Mittagessen in der Kantine gab. Wir können aber natürlich auch größere Dinge, Situationen, Menschen, Fähigkeiten oder Möglichkeiten schätzen. Machen Sie sich einen Spaß daraus, möglichst viele davon zu finden und auf Ihre Liste aufzunehmen.

- Denken Sie jetzt an all das, was Sie in Ihrem Leben lieben. Das können Menschen, Tiere, Gegenstände, Erlebnisse, Erinnerungen oder eigene Fähigkeiten sein. Erinnern Sie sich an jemanden oder etwas, den oder das Sie wirklich lieben und Ihr Herz aufgehen lässt.

Bewahren Sie Ihre Liste in greifbarer Nähe aus und ergänzen Sie immer, wenn Ihnen etwas Neues einfällt oder etwas Schönes im Alltag passiert, Ihre „Apotheke".
Sie können sich aus Ihrer Liste Ihre persönlichen Top-Ten heraussuchen, die für Sie am stärksten das Gefühl von Freude, Liebe, Dankbarkeit und Wertschätzung hervorrufen. An diese können Sie sich dann aktiv bei den Übungen zur Herzintelligenz erinnern und sie erneut erleben. Wir tun das so oft mit den unschönen Dingen in unserem Leben, warum sollten wir uns dann nicht etwas Gutes tun, indem wir uns an all das Schöne genauso erinnern? Sie lösen damit eine Kaskade von biochemischen, neuralen und elektromagnetischen Veränderungen in Ihrem Organismus aus, die Sie stärkt, die Selbstheilung unterstützt und das Leben verändert.

Ich stelle Ihnen jetzt die verschiedenen Techniken der HerzIntelligenz®-Methode vor. Wir sehen uns bei jeder Technik zuerst die Anwendungsbereiche und Ziele an, beschäftigen uns dann mit dem Ablauf und schließlich gebe ich Ihnen Hinweise und Tipps für die praktische Anwendung im Alltag.
Die Beschreibung der Übungen ist auf Wunsch der Entwickler der HerzIntelligenz®-Techniken wörtlich übernommen, meine Beschreibung und Hinweise dazu finden Sie dann jeweils darunter.

A. Schnelle Kohärenz

Ziel / Anwendungsgebiet
Die erste Technik, die ich Ihnen vorstellen möchte, ist die sogenannte *Schnelle Kohärenz*. Mit ihrer Hilfe können Sie Ihren Herzrhythmus schnell und überall in einen kohärenten Zustand bringen und Stress schon bei seiner Entstehung direkt umwandeln und abbauen. Sie eignet sich für jede Gelegenheit, in der Sie sich unwohl fühlen, und wirkt einfach und schnell.

Ablauf

Schritt 1
Richten Sie Ihre Aufmerksamkeit auf Ihre Herzregion in der Mitte der Brust. Wenn Sie möchten, können Sie zur Unterstützung Ihre Hand über Ihr Herz legen. Falls Sie mit Ihren Gedanken abschweifen, lenken Sie Ihre Aufmerksamkeit einfach wieder auf Ihre Herzgegend.

Schritt 2
Während Sie sich auf Ihren Herzbereich konzentrieren, stellen Sie sich vor, wie Ihr Atem durch diese Körperregion ein- und ausströmt. Atmen Sie langsam und sanft durch Ihr Herz ein und langsam und leicht durch Ihr Herz aus. Machen Sie das so lange, bis Ihr Atem ruhig und gleichmäßig fließt und Sie ihn nicht mehr forcieren.

Schritt 3
Atmen Sie weiter durch Ihre Herzregion. Erinnern Sie sich dabei an ein positives Gefühl, an eine Situation, in der Sie sich gut fühlten, und versuchen Sie, dieses Gefühl erneut zu *erleben*. Sobald Sie ein positives Gefühl oder eine positive Einstellung gefunden haben, behalten Sie sie bei, während Sie sich weiterhin auf Ihre Herzregion konzentrieren und durch diese Region hindurchatmen.

Zu Schritt 1
Falls es Ihnen schwer fällt, sich auf Ihre Herzregion zu konzentrieren, richten Sie Ihre Aufmerksamkeit zuerst auf den Daumen Ihrer rechten Hand. Reiben Sie ihn zuerst mit den Fingern der anderen Hand, bewegen Sie ihn und nehmen Sie ihn wirklich „von innen" wahr. Machen Sie das Gleiche dann mit dem Daumen der linken Hand. Lenken Sie dann Ihr Bewusstsein sanft auf die Mitte der Brust.
Eine zweite Möglichkeit besteht darin, Ihr Bewusstsein aktiv vom Kopf, wo es sich im Moment gerade befindet, in die Herzregion absinken zu lassen. Stellen Sie sich Ihr

Bewusstsein dafür entweder als Feder vor, die sanft vom Kopf in den Brustbereich absinkt, oder als einen Aufzug, in den Sie steigen und dann auf den Abwärts-Knopf drücken. Wichtig bei jeder dieser Möglichkeiten ist, dass Sie sich die Verlagerung Ihrer Aufmerksamkeit nicht nur im Kopf als Bild vorstellen, sondern sie auch wirklich im Körper spüren. Es geht also nicht um eine Visualisierung, sondern um eine echte Ortsveränderung Ihrer Aufmerksamkeit.

Zu Schritt 2
Die Atmung hilft dabei, sich leichter und über längere Zeit auf den Herzbereich zu konzentrieren. Darüber hinaus verstärkt die Atmung die Blut- und Energieversorgung in diesem Bereich und hilft uns, unsere Gedanken auf einen Punkt zu konzentrieren. Durch das gleichmäßige Atmen können sich Atmung und Herzfrequenz aneinander angleichen und dadurch entsteht Kohärenz. Versuchen Sie, einen natürlichen, entspannten Rhythmus beim Atmen zu finden, der sich für Sie gut und normal anfühlt. Anstatt beim Ein- und Ausatmen bis fünf zu zählen, können Sie auch „einundzwanzig, zweiundzwanzig ..." oder „eintausend, zweitausend ..." zählen.

Zu Schritt 3
Suchen Sie sich hier ein Gefühl, eine Situation oder eine Einstellung aus Ihrer Hausapotheke aus und lassen Sie das positive Gefühl wieder neu entstehen. Falls Sie einmal Schwierigkeiten damit haben, das Gefühl wirklich

zu empfinden, dann versuchen Sie es einfach trotzdem, so gut es eben geht. Jeder aufrichtige Versuch, Wertschätzung oder Freude zu empfinden, hat einen positiven Effekt.

Tipps und Hinweise

- Alle drei Schritte dauern zusammen nur etwa eine Minute.

- Üben Sie am besten mindestens fünfmal am Tag – entweder regelmäßig oder bei akutem Bedarf.

- Die *Schnelle Kohärenz* ist eine gute, schnelle Methode um das Bewusstsein zu verlagern, weg von rasenden Gedanken und chaotischen Gefühlen, hin zu einem ruhigen, gelassenen Herzen. Sie hat eine positive Wirkung auf den Gesamtorganismus und vor allem auch auf die Gehirnfunktion. Sie werden dadurch ruhiger, gelassener und können klarer denken und reagieren. Deshalb eignet sich diese Übung besonders gut für akute Stresssituationen.

- Damit Sie eine dauerhafte Verbindung zwischen Kopf und Herz etablieren, sollten Sie die *Schnelle Kohärenz* möglichst häufig durchführen. Dann entwickeln Sie eine physiologische Gewohnheit der Kohärenz.

- Die *Schnelle Kohärenz* sollte, wie alle Techniken der Herzintelligenz, eine angenehme Übungsgewohnheit sein, d. h. üben Sie regelmäßig, aber ohne Druck und Anspannung.

- Auch wenn die Technik sehr einfach ist, so ist doch jeder Schritt wichtig. Lassen Sie deshalb nach Möglichkeit keinen aus und nehmen Sie sich für jeden Schritt ausreichend Zeit.

- Bei allen Techniken ist ganz wichtig, dass Sie sie sanft und ohne Druck ausführen. Achten Sie auf die Signale Ihres Herzen, auch des physischen, und werden Sie noch sanfter und weicher, wenn Sie merken, dass Sie sich bei der Übung körperlich unwohl fühlen. Das ist meistens ein Zeichen dafür, dass Sie sich zu sehr anstrengen. Es geht hier nicht um Leistung, sondern um etwas sehr Angenehmes und Wohltuendes.

B. Fokussiertes Atmen

Ziel / Anwendungsgebiet

Fokussiertes Atmen dient dazu, das Nervensystem im ganzen Körper zu synchronisieren – vor allem das Herzgehirn, die drei Ebenen Ihres Gehirns im Kopf und das Bauchgehirn. Dadurch ist es möglich, starre Einstellungen und Verhaltensweisen zu verändern und sie auf physiologischer Ebene neu zu verschalten. Und die Übung nimmt Situationen und Problemen ihre übergroße Bedeutung und Wichtigkeit.

Sie können das fokussierte Atmen bei konkreten Problemen, problematischen Einstellungen oder Verhaltensweisen, die Sie verändern möchten, einsetzen – hier arbeiten wir mit der Einstellung, die das „Gegenmittel" zur momentanen Situation ist. Gleichzeitig ist es mit dieser Übung aber auch möglich, Einstellungen, die Sie entwickeln möchten (z. B. Mitgefühl oder Mut), konkret zu stärken und zu einer neuen Gewohnheit zu machen.

Ablauf

Schritt 1
Konzentrieren Sie sich beim Einatmen auf Ihr Herz und beim Ausatmen auf Ihren Solarplexus (den Bereich des „Sonnengeflechtes" zwischen den unteren Rippen und dem Bauchnabel). Atmen Sie etwa 30 Sekunden durch den Herzbereich ein und durch den Solarplexusbereich aus.

Schritt 2
Wählen Sie ein positives Gefühl oder eine positive Einstellung (z. B. Freundschaft, Zuneigung oder Wertschätzung) und atmen Sie dieses Gefühl für etwa 30 Sekunden durch das Herz ein und durch den Solarplexus aus.

Schritt 3
Klinken Sie sich in das Gefühl dieser positiven Einstellung ein, sobald Sie sie spüren. Visualisieren Sie nun beim Atmen, wie Sie die positive Energie vermehren und speichern, die Ihnen z. B. Wertschätzung vermittelt. Atmen Sie einige Minuten lang Wertschätzung.

Schritt 4
Suchen Sie sich für Ihr Atmen Einstellungen aus, mit denen Sie die negative Emotion oder das Ungleichgewicht der jeweiligen Situation leicht ausgleichen können. Atmen Sie tief, mit der Absicht, zu dem Gefühl bei dieser Einstellung zu gelangen (bleiben Sie nicht bei der reinen Vorstellung, z. B. von Wertschätzung).

B. Fokussiertes Atmen

Zu Schritt 1
Mithilfe des Ein- und Ausatmens durch die beiden Bereiche können Sie Ihre Aufmerksamkeit stärker dorthin lenken und dort verankern und beruhigen gleichzeitig Ihre Gedanken. Wenn Ihnen das Ein- und Ausatmen durch die Bereiche Schwierigkeiten macht, dann können Sie eine Hand auf den Herzbereich und die andere auf den Solarplexusbereich legen und dann durch die Hände atmen – das ist oft leichter.

Zu Schritt 2
Denken Sie hier entweder an etwas, das Sie in der aktuellen Situation wertschätzen können oder erinnern Sie sich an etwas aus Ihrer „Hausapotheke" – es muss nichts mit der aktuellen Situation zu tun haben, solange es ein positives Gefühl ist. Dieser Schritt dient dazu, einen neutralen Zustand oder Kohärenz zu erzeugen und schafft die Voraussetzung für die nächsten Schritte. Stellen Sie sich vor, wie dieses positive Gefühl mit dem Atem durch Ihr Herz ein- und durch Ihren Solarplexus ausströmt. Dank dieses Gefühls entsteht eine positive Verbindung zwischen Herzgehirn und Bauchgehirn und dadurch eine neue, neurologische Verknüpfung.

Zu Schritt 3
Hier ist wieder wichtig, dass Sie das positive Gefühl wirklich *fühlen* und es sich nicht nur im Kopf vorstellen. Ein Gefühl hat nur dann die Kraft zur Transformation, wenn es genügend emotionale Energie (Ladung) hat.

Zu Schritt 4
Überlegen Sie hier, welches Gefühl oder welche Einstellung in Ihrer akuten Situation eine Hilfe oder ein Gegenmittel wäre. Das kann bei Sorgen z. B. Zuversicht, Vertrauen, Gelassenheit oder Friede sein, oder bei Ärger Gelassenheit, Verständnis, Toleranz oder Wertschätzung. Suchen Sie diejenige aus, die für Sie und die akute Situation die richtige ist. Atmen Sie das Gefühl oder die Einstellung dann durch das Herz ein und durch den Solarplexus aus.

Sie können auch zwei Einstellungen atmen, z. B. Verständnis einatmen und Mut ausatmen oder Liebe einatmen und Mitgefühl ausatmen.

Oder Sie sagen sich etwas allgemeiner „Atme mit dem Fokus auf Mut" oder „Atme mit dem Fokus auf Mitgefühl" oder welche Einstellung Sie auch immer im Moment brauchen.

Tipps und Hinweise

- Eine gute Zeit für das fokussierte Atmen ist morgens, direkt nach dem Aufwachen. Versuchen Sie die Technik etwa 30 Minuten lang zu praktizieren, während Sie aufstehen, sich die Zähne putzen oder frühstücken.

- Sie können sie zusätzlich direkt in Stresssituationen anwenden. Das unterbricht frühzeitig die

Stressreaktion – Kortisol usw. wird dann gar nicht erst ausgeschüttet und der negative Feedback-Mechanismus früh gestoppt und durch einen neutralen oder positiven ersetzt.

- Praktizieren Sie *Fokussiertes Atmen* mehrmals täglich, auch dann, wenn Sie nichts stört oder stresst. Damit zahlen Sie positive emotionale Energie auf Ihr Konto ein. Diese überschüssige positive Energie ist Vitalität und wird vom Organismus genutzt, um alte mentale, emotionale und körperliche Muster zu heilen.

- Sie können *Fokussiertes Atmen* bei jeder Gelegenheit praktizieren: beim Spazierengehen, auf dem Weg zur Arbeit, beim Sport, beim Einkaufen oder neben den Alltagspflichten.

- Praktizieren Sie es so lange, bis Sie es automatisch anwenden, sobald Sie ärgerlich, gereizt, besorgt oder angespannt sind.

- Es kann am Anfang schwierig oder komisch sein, sich auf positive Gefühle einzustellen, einfach weil es manchmal der aktuellen Situation und Erfahrung widerspricht. Das wird sich aber nach einigen Minuten Übung verändern – geben Sie den Einwänden und Widerständen also nicht nach.

- Das fokussierte Atmen schafft nach und nach auf einer tiefen Ebene eine Verbindung zwischen Herz, Kopf und Bauch und sorgt für eine positive Neuverschaltung der verschiedenen Systeme.

- Sie können *Fokussiertes Atmen* auch immer dann machen, wenn Sie generell eine Einstellung oder ein Gefühl verankern wollen, das Sie gerne entwickeln möchten, z. B. Mut oder Gelassenheit.

- Wenn Ihnen kein spezielles Gegenmittel für ein Problem oder eine Stresssituation einfällt, dann können Sie immer emotionale Ruhe oder emotionalen Frieden ein- und ausatmen.

- Es ist wichtig, die positiven Gefühle aus dem Herzen heraus zu atmen, denn nur Kopf und Verstand alleine versorgen uns nicht mit genügend Energie für einen echten Einstellungswechsel.

C. Das Freeze-Frame-Sofortprogramm

Ziel / Anwendungsgebiet

Das *Freeze-Frame-Sofortprogramm* hilft, in akuten Stresssituationen eine Auszeit zu nehmen und wieder zu Atem zu kommen. Dadurch wird die automatische Stressreaktion unterbrochen, unsere Wahrnehmung und Einstellung kann auf Kohärenz umschalten und wir können klarer denken und entscheiden. Körperlich bringen wir damit den Herzrhythmus und die beiden Äste des vegetativen Nervensystems ins Gleichgewicht, dadurch arbeiten unsere Systeme besser zusammen. Wenn Sie unter Zeitdruck stehen, hilft Ihnen die Technik, Ihre Aufgaben mit weniger Stress und in kürzerer Zeit zu erledigen.

Der Name „Freeze-Frame" stammt aus der Filmsprache und bedeutet Standbild. Das heißt, Sie können mithilfe der Übung die Stressreaktion anhalten und genauer erkennen, was gerade in Ihnen vor sich geht. Dann wenden Sie sich an Ihre Herzintelligenz, um nach einer besseren Lösung für die Situation zu suchen. Sie schalten damit Ihre Sichtwiese um und können auf eine tiefere Quelle der Intuition und Kraft zurückgreifen.

Ablauf

Schritt 1
Nehmen Sie sich bei akutem Stress eine Auszeit und gewinnen Sie für einen Moment Abstand von Ihren stressigen Gedanken und Gefühlen.

Schritt 2
Lenken Sie nun Ihre Aufmerksamkeit weg von Ihrem rasenden Verstand oder Ihrem „Gefühlswirrwarr" und stattdessen hin zu Ihrer Herzgegend. Spüren Sie, wie Ihr Atem durch das Herz ein- und durch den Solarplexus wieder ausströmt.

Schritt 3
Erinnern Sie sich an ein positives, fröhliches Gefühl und eine positive Zeit in Ihrem Leben, und versuchen Sie, dieses Gefühl oder diese Zeit noch einmal zu erleben.

Schritt 4
Fragen Sie sich, welche Einstellung oder Handlung effizient oder effektiv wäre, um ins Gleichgewicht zu kommen und den Stress loszulassen.

Schritt 5

Hören Sie auf die Antwort Ihres Herzens. Nehmen Sie jede Veränderung in Ihrer Wahrnehmung oder Ihrem Gefühl wahr und behalten Sie diese so lange wie möglich bei.

Zu Schritt 1

Es ist wichtig, schon am Anfang einer Stressreaktion zu merken, dass man aus dem Gleichgewicht geraten ist. Das ist manchmal gar nicht so einfach, weil wir uns bereits an so manch ein Level an unterschwelliger Anspannung oder Unwohlfühlen gewöhnt haben, dass es sich wie der Normalzustand anfühlt. Aber nur wenn Sie die Stressreaktion bemerken, können Sie sie auch stoppen und die negativen Auswirkungen auf Sie verhindern. Halten Sie, auch wenn Sie sich nicht sicher sind, lieber einmal zu viel als einmal zu wenig inne, um sich zu fragen, wie es Ihnen im Moment geht. Achten Sie darauf, was Sie denken, fühlen und empfinden. Wenn Sie feststellen, dass Sie angespannt sind oder sich nicht wohlfühlen, dann führen Sie die Schritte der *Freeze-Frame-Sofortübung* aus.

Zu Schritt 2

Wenn Sie das *Fokussierte Atmen* schon probiert haben, dann wird Ihnen dieser Schritt vertraut sein und leicht fallen. Falls nicht, können Sie eine Hand auf das Herz und die andere auf den Solarplexus legen und bewusst durch sie hindurchatmen. Stellen Sie sich vor, wie der

Atem durch den Herzbereich ein- und durch den Solarplexusbereich zwischen unteren Rippen und Bauchnabel ausströmt. Bleiben Sie für mindestens 10 Sekunden mit Ihrer Aufmerksamkeit bei Ihrer Atmung.

Zu Schritt 3
Auch für diesen Schritt können Sie entweder etwas suchen, das Sie (aufrichtig) an der Situation schätzen können (auch Stresssituationen haben oft gute Aspekte) oder Sie erinnern sich an etwas von Ihrer „Hausapotheken-Liste". Erlauben Sie sich, dieses Gefühl wirklich zu erleben, auch oder gerade wenn Ihre momentane Situation schwierig ist. Es ist keine Flucht, sondern Sie schaffen dadurch Kohärenz und damit viel bessere Voraussetzungen, um gut und sicher mit der Situation umzugehen. Wenn es Ihnen schwer fällt, einen echten Zugang zu einem positiven Gefühl zu finden, dann geben Sie einfach Ihr Bestes.

Zu Schritt 4
Durch die höhere Kohärenz, die Sie durch Schritt zwei und drei geschaffen haben, können Sie jetzt klarer und objektiver denken. Fragen Sie sich, was Sie tun können, um den akuten Stress zu lösen und zukünftigen Stress zu verringern. Manchmal ist es auch gut, sich zu fragen, was man in dieser Situation bräuchte: Das kann Unterstützung, Mut, Kraft oder etwas anderes sein. Schon die Frage unterbricht den Kreislauf aus Stress und Hilflosigkeit und gibt uns unsere Macht zurück.

Vielleicht haben Sie nicht bei jeder Frage sofort eine Antwort, aber bleiben Sie einfach dabei. Mit jeder Übung verbessert sich Ihre Fähigkeit, die Antwort des Herzens zu hören und Sie werden immer leichter Lösungen finden. Bleiben Sie bei diesem Schritt mit Ihrer Aufmerksamkeit in der Herzgegend.

Zu Schritt 5
Wenn Ihr Verstand und Ihre Emotionen durch das *Freeze-Frame-Sofortprogramm* zur Ruhe gekommen sind, können Sie die leise Stimme in Ihrem Inneren besser hören. Versuchen Sie, innerlich ganz still zu sein, sobald Sie mit Ihrem Herzen Verbindung aufgenommen haben. Entspannen Sie sich und hören Sie auf ein Signal Ihres Herzens.
Dadurch, dass Ihr ganzes System kohärenter ist, arbeitet die Großhirnrinde effektiver und Sie haben Zugang zu sehr viel mehr Gehirnbereichen und Informationen. Manchmal sind die Antworten des Herzens sehr klar und direkt, häufiger jedoch sind es eher Impulse und Gefühle, die mit der Zeit und zunehmender Übung klarer und eindeutiger werden. Achten Sie hier darauf, keinen Leistungsdruck aufzubauen und nicht ungeduldig oder ärgerlich zu werden, wenn Sie nicht sofort klare und verwertbare Antworten finden. Der Kontakt zum eigenen Herzen ist bei vielen Menschen schon so lange abgebrochen, dass wir seine Sprache nicht mehr verstehen. Diese wieder zu lernen, braucht Zeit, Interesse und Geduld.

Tipps und Hinweise

- Es ist gut, am Anfang das *Freeze-Frame-Sofortprogramm* so häufig wie möglich anzuwenden, am besten auch bei kleineren Dingen – wenn möglich, vier- bis fünfmal am Tag. Es dauert etwas, bis sie Ihnen zur Gewohnheit wird und in „Fleisch und Blut" übergeht. Der Verstand findet viele Wege, um zu verhindern, dass Sie regelmäßig üben, da er gerne den Status quo beibehalten möchte und nicht an einer Veränderung interessiert ist. Das kann sich darin äußern, dass wir es einfach vergessen, daran zweifeln, obwohl wir es noch gar nicht richtig ausprobiert haben, schnell entmutigt sind, wenn sich nicht sofort ein tolles Ergebnis einstellt oder dass wir einfach „keine Zeit dafür haben". Das sind nur Tricks des Verstandes und es liegt an Ihnen, ob Sie ihnen nachgeben oder nicht.

- Sie brauchen diese Technik nicht Ihr ganzes Leben lang anwenden (auch wenn es eine angenehme Übung ist). Das Ziel ist es, sie zu einer neuen Gewohnheit zu machen, sodass sie irgendwann automatisch abläuft, sobald Sie unter Stress geraten oder sich unwohl fühlen. Die Schritte gehen nach einer Weile automatisch ineinander über und bilden einen Fluss. Je häufiger Sie die Übung anwenden, desto stärker werden Sie im Herzen verankert sein und desto mehr wird diese Kohärenz – auch

„Flow-Zustand" genannt – Ihr Grundgefühl oder Seinszustand sein. Dadurch kommt es zu einer dauerhaften Verlagerung Ihres Bewusstseins, weg vom Verstand und hin zum Herzen. In diesem Zustand ist es dann unangenehm, *nicht* mit dem Herzen und seiner Intelligenz verbunden zu sein und die üblichen Dauergedanken und -gefühle fühlen sich dann stressig und nicht mehr stimmig oder natürlich an. Liebe wird dann Ihr Grundgefühl sein – statt Anspannung und Angst.

■ Es ist wichtig, bei dieser Übung keine unrealistischen Erwartungen zu haben. Am Anfang passiert vielleicht nicht so viel, wie Sie es sich wünschen oder erhoffen. Kohärenz muss aufgebaut und trainiert werden, um selbstverständlicher zu werden, und das braucht Zeit. Wahrscheinlich müssen Sie die Schritte einige Male durchlaufen, bis Sie sich besser fühlen und eine Antwort des Herzens hören können. Machen Sie deshalb bei jedem Problem die Übung mit den einzelnen Schritten so lange, bis Sie eine, vielleicht anfangs auch nur leichte, Verbesserung spüren. Je häufiger Sie die Übung anwenden, desto wirkungsvoller wird sie und desto mehr werden Sie davon profitieren.

■ Wenden Sie die Übung immer in akuten Stresssituationen an. Mit etwas Übung werden Sie schon nach etwa einer Minute eine deutliche Wirkung auf Ihr gesamtes System spüren.

- Wenn es einmal schwierig für Sie sein sollte, sich auf ein positives Gefühl zu konzentrieren, dann versuchen Sie zumindest, in einen neutralen Zustand zu gelangen. Schon ein neutraler Zustand spart Energie und verhindert, dass wir in unsere Endlosschleifen abgleiten, die uns sehr viel Energie kosten und nichts bringen.

D. Die Cut-Thru-Emotionstechnik

Ziel / Anwendungsgebiet

Die *Cut-Thru-Technik* (hier im Sinne von „zum Kern der Sache vordringen") wurde dafür entwickelt, Minus-Emotionen zu stoppen und zu verändern. Mit ihrer Hilfe können Sie unbewusste emotionale Erinnerungen und Automatismen erkennen und sie neu programmieren. Dadurch verändern sich unsere Wahrnehmung, unsere täglichen Gedanken und Gefühle und unsere Reaktionen auf Menschen und Situationen. Die *Cut-Thru-Technik* fördert die emotionale Kohärenz und hilft uns, Stress auslösende oder unangenehme Emotionen in neue, regenerierende Gefühle zu verwandeln, ohne sie zu verleugnen, auszuagieren oder zu unterdrücken. Wichtig dabei ist, dass Sie nicht an Ihrem Groll oder Ihrer alten Sichtweise festhalten oder in Minus-Gefühlen schwelgen wollen. Sie müssen wirklich bereit sein, Minus-Gefühle loszulassen, damit sich Kohärenz und Freiheit einstellen können. Sie nehmen sie bei der Übung wahr, gehen dann aber einen Schritt weiter und überschreiten sie bewusst – Ihnen selbst zuliebe. Durch die *Cut-Thru-Emotionstechnik* und die weiter unten beschriebene *Heart-Lock-In-Übung* sinkt der Kortisol-Spiegel, während der DHEA-Wert gleichzeitig steigt. Das hat ein deutliches Nachlassen von Stress, Erschöpfung und negativen Emotionen zur Folge.

Ablauf

Schritt 1
Werden Sie sich Ihrer Gefühle zum jeweiligen Problem bewusst.

Schritt 2
Konzentrieren Sie sich auf Ihr Herz und Ihren Solarplexus; atmen Sie zehn Sekunden oder länger Liebe und Wertschätzung durch diesen Bereich, um Ihre Aufmerksamkeit an dieser Stelle zu halten.

Schritt 3
Entwickeln Sie eine objektive Haltung zu diesem Gefühl oder Problem – so, als wäre es das Problem eines anderen Menschen.

Schritt 4
Bleiben Sie im neutralen Zustand, in Ihrem vernünftigen, reifen Herzen.

Schritt 5
„Weichen" Sie alle verwirrten oder verwirrenden Gefühle im Mitgefühl des Herzens „ein" und entspannen Sie sich; nehmen Sie diesen Gefühlen jeweils ein wenig von ihrer Wichtigkeit. Lassen Sie sich für diesen Schritt Zeit; es gibt keinerlei zeitliche Beschränkung. Erinnern Sie sich: Nicht das Problem verursacht den Energieverlust, sondern die Bedeutung, die Sie ihm beimessen.

Schritt 6
Haben Sie Ihrem Problem so viel wie möglich von seiner Wichtigkeit genommen, bitten Sie aus tiefstem Herzen um Führung oder Einsicht. Suchen Sie etwas, das Sie im Moment wertschätzen können, falls Sie keine Antwort erhalten. Sobald Sie irgendetwas an dem Problem, an dem Sie gearbeitet haben, wertschätzen können, werden Sie intuitiv klarer.

Wiederholen Sie die Schritte nach Bedarf. Manche Themen müssen länger im Herzen „einweichen", bis sich etwas verändert. Es geht ja darum, tief verwurzelte, inkohärente und oft unbewusste Gefühle in Kohärenz zu verwandeln, die zum Teil schon jahrzehntelang immer wieder aktiviert wurden und entsprechend hartnäckig sind.

Zu Schritt 1
Das klingt selbstverständlicher, als es ist. Viele Gefühle sind eine Gemengelage aus ganz verschiedenen Impulsen, denen wir der Einfachheit halber Etiketten wie

„traurig", „ärgerlich" oder „nervös" geben, ohne uns zu fragen, woraus dieses Gefühl eigentlich genau besteht. Und manchmal merken wir überhaupt nicht, dass wir angespannt sind oder uns unwohl fühlen. Wir schieben unangenehme Gefühle gerne beiseite oder tauchen so in sie ein, dass wir sie nicht mehr erkennen können, weil wir uns völlig mit ihnen und ihrer Geschichte identifizieren. Dabei kosten sie uns trotzdem die ganze Zeit Energie – unserem Organismus ist es egal, ob wir sie wahrnehmen und was wir mit ihnen machen (rationalisieren, rechtfertigen, unterdrücken usw.), und er schüttet immer die gleichen chemischen Stoffe aus.

Deshalb ist es wichtig, erst einmal festzustellen, ob Sie etwas und was genau Sie fühlen.

Zu Schritt 2
Bei diesem Schritt atmen Sie langsam durch Ihr Herz und Ihren Solarplexus ein und aus. Stellen Sie sich vor, wie Ihr Atem leicht und gleichmäßig durch diesen Bereich Ihres Körpers strömt. Empfinden Sie gleichzeitig Herzensgefühle wie Wertschätzung, Freude oder Liebe. Das erhöht die Kohärenz und hilft Ihnen, konzentriert zu bleiben. Mit diesem Schritt fangen Sie an, Ihre Gefühle zu beruhigen und wieder in Ihre Mitte zurückzukommen. Dadurch, dass Sie sich beim Atmen auf Ihr Herz und Ihren Bauch (Solarplexus) konzentrieren, verbinden Sie beide „Intelligenzen" miteinander. Durch den kohärenten Takt des Herzens, den Sie durch das Empfinden eines positiven Gefühls hervorgerufen haben, kommuniziert die

Herzintelligenz mit der Bauchintelligenz und macht sie ebenfalls kohärent. Diese harmonische Zusammenarbeit schafft ein Gefühl der Stabilität, Ruhe und Erdung, und Sie werden besser in der Lage sein, auf die Situation zu reagieren oder eine Einstellung zu verändern.

Zu Schritt 3
Ein gesunder Abstand zu einem Gefühl oder Problem ist die beste Voraussetzung dafür, sich davon nicht überwältigen zu lassen, denn je emotionaler Sie sind, desto weniger klar und objektiv sind Sie auch. Sie brauchen das Gefühl oder Problem dafür nicht zu verändern, sondern nur selbst innerlich einen Schritt davon zurücktreten. Mir hilft hier immer die Frage, ob ich mich an das (im Moment so groß erscheinende) Problem in zehn Jahren noch erinnern kann. Oder Sie stellen sich vor, dass es das Problem oder Gefühl eines anderen ist, dem Sie Rat geben möchten. Indem Sie innerlich zurücktreten, können Sie die Situation mehr im Ganzen sehen und finden auch leichter eine Lösung. Wenn es Ihnen schwer fällt, von Ihrem Gefühl Abstand zu nehmen, dann hilft es vielleicht, sich bewusst zu machen, dass Sie sich nur von der übergroßen Bedeutung lösen und nicht von der Wahrheit.

Zu Schritt 4
Eine neutrale Haltung einzunehmen, bedeutet, dass Sie die Existenz des Problems oder unangenehmen Gefühls akzeptieren, sich aber nicht damit identifizieren, d. h. nicht in die Geschichte einsteigen. Entspannen Sie sich,

treten Sie innerlich einen Schritt zurück und nehmen Sie Kontakt zu Ihrer Herzintelligenz auf. Dadurch verändern sich tatsächlich eingefahrene Gedanken, Gefühle und Reaktionen und Sie können das Problem aus einer reiferen Perspektive sehen (und es schadet Ihnen nicht mehr).

Zu Schritt 5
Konzentrieren Sie sich auf Ihre Herzgegend und lassen Sie alle unangenehmen oder unklaren Gefühle in Ihr Herz strömen. Lassen Sie sie dort einfach sein und sich langsam in der Wärme Ihres Herzens entspannen. In der Sprache der Herzintelligenz heißt das „einweichen", genauso wie man Wäsche einweicht. Damit identifizieren Sie sich nicht mehr damit, akzeptieren aber trotzdem die Existenz des Gefühls („Ja, ich habe dieses ängstliche Gefühl in Bezug auf meine Arbeit"), ohne davon überwältigt zu werden. Damit nehmen Sie ihm an Bedeutung und Wichtigkeit und es kann sich in der Weichheit Ihres Herzens entspannen und ist dort gut aufgehoben. Wenn Sie gleichzeitig noch Mitgefühl mit Ihrem Gefühl und sich selbst empfinden, erhöht das die Kohärenz weiter. Weichen Sie die Gefühle in Ihrer Liebe und Ihrem Mitgefühl auf und lassen Sie sie dann langsam und sanft davonfließen. Machen Sie das so lange, bis Sie sich erleichtert fühlen.
Lassen Sie sich bei diesem Schritt Zeit. Es ist ein angenehmer Schritt und während Sie sich mit Ihrem Gefühl im Herzen entspannen, verändert Ihr Organismus tief sitzende Muster und Automatismen selbstständig. Sie

brauchen sich um nichts zu kümmern, Sie müssen nur Ihre Aufmerksamkeit auf dem Herzbereich halten und mit Ihrem eingeweichten Gefühl freundlich umgehen. Sie machen alles genau richtig!

Dieses Einweichen löst nicht sofort jedes Gefühl oder Problem, aber je häufiger Sie es durchführen, desto tiefer und dauerhafter wird die Lösung bis hinunter auf die zelluläre Ebene.

Zu Schritt 6
Manchmal kommt eine Antwort direkt, es kann aber auch sein, dass sie sich erst nach ein paar Stunden oder Tagen zeigt. Geben Sie ihr Zeit, sich zu entfalten.

Die Antworten des Herzens können klar und eindeutig sein, aber auch in Form von subtilen Gefühlen oder einer intuitiven Einsicht zutage treten. Geben Sie sich Zeit zu lernen, die Antwort *Ihres* Herzens zu hören und experimentieren Sie damit. Der ganze Prozess soll angenehm sein und Spaß machen. Sollten Sie keine Antwort bekommen, dann genießen Sie einfach die Kohärenz und Klarheit, die Sie durch die anderen fünf Schritte gewonnen haben.

Tipps und Hinweise

- Wiederholen Sie diese Schritte nach Bedarf. Manche Gefühle und Einstellungen lassen sich schnell auflösen, bei anderen, gerade alten, häufig aktivierten, kann es länger dauern. Führen Sie die Übung immer dann durch, wenn das Gefühl oder die Einstellung akut ist – nach und nach werden sie sich verändern.

- Wenn Sie vertrauter mit dem Ablauf der einzelnen Schritte sind, können Sie die *Cut-Thru-Technik* überall und jederzeit anwenden. Der Prozess läuft dann irgendwann automatisch ab, sobald Sie sich unwohl fühlen.

- Sie können die Technik bei akuten Problemen anwenden oder damit systematisch emotionale „Altlasten" lösen.

- Wenden Sie die Technik immer dann an, wenn Sie in einen anderen Gefühlszustand kommen möchten.

- Eine wichtige Voraussetzung für die Wirksamkeit der Übung ist, dass Sie sich wirklich von Ihren belastenden Gefühlen lösen *wollen*. Bewusst möchten wir das natürlich, unbewusst hängen wir aber oft an ihnen und möchten sie gar nicht loslassen. Zum einen, weil wir uns über sie definieren, und zum anderen, weil wir oft schmollen, uns ärgern oder Recht haben *möchten*.

- Für manche Probleme gibt es keine offensichtliche Lösung. Doch Sie können sich wohler, klarer und kohärenter fühlen und damit besser auf das Problem reagieren, wenn Sie im Gleichgewicht sind.

E. Die Heart-Lock-In-Technik

Ziel / Anwendungsgebiet

Während die *Freeze-Frame-Übung* den Verstand beruhigt und klärt und die *Cut-Thru-Technik* das Gleiche mit unseren Gefühlen macht, verbindet die *Heart-Lock-In-Technik* Sie tiefer mit Ihrer Herzintelligenz. Sie ist nicht zur Lösung bestimmter Probleme gedacht, sondern regeneriert Ihr gesamtes System und lässt es auftanken. Durch die *Heart-Lock-In-Herzübung* wird die Verbindung zwischen Herz und Gehirn gestärkt und die Herzintelligenz fester in Ihrem Organismus verankert. Außerdem ist sie sehr angenehm.

Die Untersuchungen des HerzIntelligenz®-Institutes haben gezeigt, dass durch die *Heart-Lock-In-Herzübung* der Kortisol-Spiegel im Organismus sinkt und der DHEA-Wert steigt. Das geht einher mit einem deutlichen Nachlassen von Stress, Erschöpfung und negativen Emotionen sowie einer Steigerung der Vitalität.

Durch die Herzübung können Sie sich noch tiefer auf die Kraft und Intelligenz Ihres Herzens einstellen und

Ihre Liebe stärken. Damit erneuern Sie nach und nach alle Bereiche Ihres Lebens und trainieren und organisieren Ihr Nervensystem, Ihre Zellen, Organe und Ihr bioelektrisches System neu. Je länger Sie mit Ihrer Aufmerksamkeit bei Ihrer Herzintelligenz bleiben können, desto stärker wird diese Veränderung sein.

Ablauf

Schritt 1
Finden Sie einen ruhigen Ort, schließen Sie Ihre Augen und entspannen Sie sich.

Schritt 2
Lenken Sie Ihre Aufmerksamkeit weg vom Kopf oder Verstand, konzentrieren Sie sich auf Ihre Herzgegend. Stellen Sie sich erst vor, wie Sie 10 bis 15 Sekunden lang langsam durch Ihr Herz atmen, dann tun sie es.

Schritt 3
Erinnern Sie sich an das Gefühl der Liebe oder Anteilnahme, die Sie für jemanden empfinden, den oder die Sie sehr mögen. Als Alternative dazu können Sie sich auch auf das Gefühl der Wertschätzung für etwas Positives in Ihrem Leben konzentrieren. Versuchen Sie, 5 bis 15 Minuten bei diesem Gefühl zu bleiben.

Schritt 4
Lenken Sie diese Liebe, Anteilnahme oder Wertschätzung auf sich oder auf andere Menschen.

Schritt 5
Wenn Ihnen Gedanken durch den Kopf gehen, richten Sie Ihre Aufmerksamkeit wieder sanft auf Ihren Herzbereich. Falls die Energie zu intensiv ist oder sich blockiert anfühlt, versuchen Sie, Weichheit in Ihrem Herzen zu empfinden, und entspannen Sie sich.

Schritt 6
Schreiben Sie nach der Übung, wenn Sie möchten, alle intuitiven Gefühle oder Gedanken auf, die mit einer Art von innerem Wissen oder mit Frieden zu tun haben; so können Sie sich leichter erinnern und nach ihnen handeln.

Zu Schritt 1
Diese Übung funktioniert am Anfang am besten, wenn Sie etwas Zeit und Ruhe haben. Je geübter Sie sind, desto besser können Sie sie später im Alltag oder in akuten Stresssituationen anwenden.

Zu Schritt 2
Auch hier hilft der Atem, unsere Aufmerksamkeit über längere Zeit auf einer Stelle zu halten, ohne in Gedanken abzuschweifen. Durch das Ein- und Ausatmen passiert immer etwas und wir verknüpfen darüber hinaus

unseren Atem mit dem Herzbereich. Dadurch können beide Rhythmen leichter in Kohärenz miteinander kommen und unser ganzes System in den Harmonie-Modus.

Zu Schritt 3
Nehmen Sie hier etwas aus Ihrer „Hausapotheke" oder etwas, das Sie aktuell wertschätzen oder über das Sie sich freuen. Wertschätzung ist, wie gesagt, von den Herzensgefühlen am leichtesten zu aktivieren. Erlauben Sie sich dann, dieses Gefühl wirklich zu fühlen, und entspannen Sie sich darin. Es ist wie ein warmer Regen und gibt uns Zeit durchzuatmen. Versuchen Sie, mindestens fünf Minuten bei diesem Gefühl zu bleiben. Wenn Sie abschweifen, dann kommen Sie wieder zu dem Gefühl zurück und lassen Sie es neu erstehen.

Zu Schritt 4
Lenken Sie jetzt diese Wertschätzung, Liebe oder Anteilnahme auf sich selbst oder auf einen anderen Menschen, ein Tier, einen Ort oder eine Situation. Lassen Sie das Gefühl in Ihren ganzen Körper und in jede Zelle ausstrahlen oder senden Sie es nach außen. Entspannen Sie sich dabei und stellen Sie sich einen Topf vor, der vor Freude oder Liebe überquillt (und weniger, dass Sie die Gefühle aktiv senden).
Je mehr Liebe und Wertschätzung Sie einer anderen Person oder einem anderen Lebewesen schicken, desto besser und tiefer wird Ihre Verbindung. Dadurch lösen oder verbessern sich oft Probleme und die Situation wird

kohärenter. Und je mehr Liebe und Wertschätzung Sie sich selbst schicken, desto besser wird Ihr Verhältnis zu Ihnen selbst – und das ist die wichtigste Voraussetzung für ein gelungenes Leben!

Zu Schritt 5
Wenn Sie merken, dass Sie in Gedanken abschweifen, dann ist das völlig normal und in Ordnung. Kommen Sie dann einfach wieder zu Ihrem Gefühl zurück und richten Sie Ihre Aufmerksamkeit wieder sanft und entspannt auf Ihren Herzbereich. Falls die Energie zu stark wird und Sie die eingangs erwähnten Empfindungen von Druck, einer Blockade oder ein anderes unangenehmes Gefühl haben, dann werden Sie noch zarter und sanfter. Das Herz ist der Bereich, wo wir ganz weich und zart sind, und entsprechend vorsichtig und respektvoll sollten wir damit umgehen.

Zu Schritt 6
Schreiben Sie nach der Übung alles auf, was Sie gefühlt, erlebt oder erfahren haben. Das hilft, die anfangs manchmal etwa unklaren Impulse in Worte zu fassen und zu konkretisieren und die Kommunikation zwischen Herz und Verstand (Sprache) zu verbessern.

Tipps und Hinweise

- Es ist gut, die *Heart-Lock-In-Übung* mehrmals pro Woche für 5 bis 15 Minuten zu praktizieren. Die beste Zeit dafür ist morgens direkt nach dem Aufwachen. Verbinden Sie sich mit Ihrem Herzen und schicken Sie jedem Körperteil, jeder Zelle und jedem Lebensbereich Liebe, Wertschätzung und Fürsorge. Das ist ein wunderbarer Start in den Tag und sorgt dafür, dass Ihre Verbindung zu sich selbst immer besser wird. Darüber hinaus erzeugt sie Kohärenz, was sich wiederum sehr positiv auf Ihren Körper, Ihre Gesundheit, Ihr Energieniveau, Ihr Denkvermögen und Ihre Intuition auswirkt.

- Sie werden feststellen, dass Sie eine Quelle der Regeneration in sich tragen, auf die Sie jederzeit zugreifen können. Wenn Sie eine Verbindung zu Ihrem Herzen und seiner Intelligenz aufnehmen, dann erhöht sich die Kohärenz in Ihrem gesamten Organismus. Das wirkt sich auf jeder Ebene positiv aus, und Sie können sich erholen und regenerieren.

- Lassen Sie sich während der Übung nicht von Gedanken, Plänen und nicht einmal von tiefen Einsichten ablenken. Das alles sind Versuche des Verstandes, Boden wiedergutzumachen und Sie in den alten, vertrauten Denk-Modus hineinzuziehen. Nehmen Sie die Gedanken einfach zur Kenntnis und wenden Sie sich dann wieder Ihrem Herzensgefühl zu.

F. Herzintelligenz für Eltern und Kinder

Die Übungen der HerzIntelligenz®-Methode eignen sich besonders für Eltern und Kinder, aber auch für Großeltern, Lehrer, Erzieher, Pädagogen sowie für alle Menschen, die mit Kindern und Jugendlichen arbeiten. Gerade wenn man mit Kindern zusammenlebt oder -arbeitet, ergeben sich immer wieder Situationen, in denen das Umschalten von der Kopf- auf die Herzintelligenz zum einen dringend notwendig, zum anderen aber auch die viel sinnvollere Alternative ist. Dieses Umschalten auf Ihre Intuition und die klare, kluge und lösungsorientierte Intelligenz des Herzens helfen besonders in schwierigen, verfahrenen Situationen, z. B. bei Kindern in der Pubertät. Sie können sie aber auch einfach so anwenden, um Ihre Beziehung zu Ihrem Kind oder zu den Kindern, mit denen Sie arbeiten, zu stärken und zu unterstützen. Sie können den Kindern damit zeigen, als Vorbild oder indem Sie mit ihnen zusammen üben, dass wir einen Einfluss darauf haben, wie wir uns fühlen, und dass es eine Möglichkeit gibt, bessere und nachhaltigere

Entscheidungen zu treffen. Und dass Angst und Stress zwar in unserer Gesellschaft und Lebensweise weit verbreitet, deshalb aber noch lange nicht normal sind.
Es gibt mehrere Möglichkeiten, wie Sie die Techniken der HerzIntelligenz® in Bezug auf sich und Ihre Kinder nutzen können:

- Sie können sie bei sich selbst anwenden – vor allem dann, wenn eine Situation oder Ihre Einstellung zum Kind sehr verfahren und starr ist.

- Sie können sie als Vorbild für Ihr Kind anwenden – Kinder lernen den Umgang mit Schwierigkeiten und Problemen, indem sie beobachten, wie Erwachsenen und vor allem ihre Eltern damit umgehen.

- Sie können Sie zusammen mit Ihrem Kind machen.

- Sie können die Techniken Ihrem Kind beibringen, damit es sie bei Bedarf selbstständig anwenden kann.

Positive Effekte der HerzIntelligenz®-Techniken

Die meisten Eltern, die die Herzintelligenz anwenden, sagen, dass für sie das Wichtigste dabei das Gefühl der Sicherheit bei Entscheidungen ist. Im Zusammenleben mit Kindern muss man ständig – größere und kleinere – Entscheidungen treffen. Die meisten davon sind jedoch keine 100-prozentigen, sondern eher „70/30"-Entscheidungen

– wir fragen uns also, ob wir uns richtig entschieden haben, und sind oft unsicher. Entscheidungen dagegen, die mithilfe des Herzens und seiner Klarheit getroffen werden, entstammen einer inneren Sicherheit und dem Gefühl, intuitiv zu wissen, was richtig ist. Das bedeutet nicht, dass diese Entscheidungen immer perfekt sind, aber sie sind im Allgemeinen sehr viel angemessener und von einer inneren Kohärenz begleitet – ganz anders, als die meisten „Kopf"-Entscheidungen. Wir können uns damit schnell und einfach Rat bei einer Quelle holen, die die Situation sehr viel besser überblickt als wir es mit unserem eingeschränkten Verstand können – dem intelligenten, umfassenden Feld unseres Herzens.

Darüber hinaus sind die Techniken der HerzIntelligenz, wie gesagt, besonders dann hilfreich, wenn eine Situation sehr verfahren ist und Sie keine Lösung mehr sehen. Hier schaffen sie plötzlich neue Perspektiven und Lösungsmöglichkeiten und führen zu einer Deeskalation, die beiden Seiten wieder mehr Raum gibt.

Und die Herzintelligenz verwandelt Überbesorgtheit in Fürsorge und Urteilen in Nicht-Urteilen – zwei Punkte, mit denen wir uns im Folgenden noch etwas näher beschäftigen werden.

Kindern geben die Techniken der HerzIntelligenz Selbstbewusstsein und die Sicherheit, auf eine intuitive, innere Quelle zurückgreifen zu können, die sie jederzeit um Rat und Hilfe bitten können. Sie fördern die eigene innere Stärke und Kompetenz und machen Kinder und Jugendliche unabhängiger von Beeinflussungen von außen. Und sie lernen, schneller aus einer negativen Stimmung herauszukommen und auf einen angenehmeren, lösungsorientierten Grundzustand umzuschalten.

Wenn Kinder und Jugendliche die Techniken der HerzIntelligenz anwenden, heißt das nicht, dass sie dadurch immer die richtigen Entscheidungen treffen oder immer gut gelaunt sind – Fehler zu machen und anzuecken gehört dazu, wenn man seinen eigenen Weg finden möchte –, aber sie haben eine grundsätzliche innere Sicherheit.

Zwei Aspekte, die für Doc Childre und seine Kollegen wichtig sind, möchte ich Ihnen hier noch kurz vorstellen, nämlich: Urteilen-Nicht-Urteilen und Überbesorgtheit-Fürsorge.

Urteilen vs. Nicht-Urteilen

Nichts engt unsere Wahrnehmungsfähigkeit so ein wie rigoroses Urteilen, und nichts wirkt sich so verheerend auf unsere innere Landschaft und die Entfaltung unserer Fähigkeiten aus wie Selbstverurteilung. Wir haben oft den Eindruck, dass Kritik (an uns und anderen) zu Höchstleistungen anspornt, aber meistens ist genau das Gegenteil der Fall – Kritik blockiert und verunsichert uns, vor allem, wenn sie nicht sachlich bleibt oder verletzend ist. Erfolg und die Entfaltung der eigenen Potenziale gründen auf Wertschätzung und auf einer Atmosphäre von Anerkennung und Wohlwollen.

Man kann die Wahrheit sagen, ohne zu kritisieren, zu verletzen oder zu verurteilen – unsere Herzintelligenz weiß, wie das geht. Verlagern Sie dafür Ihre Aufmerksamkeit vom Kopf in den Brust- / Herzbereich, bevor oder während Sie mit Ihrem Kind sprechen. Sie werden feststellen, dass Sie, vielleicht zum ersten Mal seit Längerem, Ihrem Kind wieder frisch und interessiert zuhören können und auch selbst anders sprechen.

Überbesorgtheit vs. Fürsorge

Ein zweites, häufiges Problem bei Eltern ist Überbesorgtheit anstelle von Fürsorge. Um festzustellen, ob Sie überbesorgt oder fürsorglich sind, empfiehlt Doc Childre folgende Frage: „Erzeugt mein Verhalten Stress oder baut es ihn ab?". Hilft Ihre Haltung und Reaktion allen Beteiligten oder belastet sie alle?

Genau wie beim Urteilen haben wir das Gefühl, dass Überbesorgtheit, also die ständige Sorge um unsere Kinder, sie vor Gefahren oder Fehlern schützt – und genau wie beim Urteilen ist fast immer das genaue Gegenteil der Fall: Sie schaffen damit eine Atmosphäre der Angst und Unsicherheit und geben Ihren Kindern das Gefühl, dass die Welt ein gefährlicher, feindlicher Ort ist und Sie kein Vertrauen in die Fähigkeiten des Kindes haben, selbst Lösungen zu finden. Überbesorgtheit lähmt, schafft Angst, macht unklar und blockiert die eigene Kraft und verhindert eine echte Kommunikation zwischen Ihnen und Ihren Kindern. Fürsorge dagegen basiert auf einem Gefühl der Sicherheit und des grundsätzlichen Vertrauens und verstärkt diese.

Wenn Sie das nächste Mal merken, dass Sie überbesorgt sind, stoppen Sie Ihr Gedanken- und Sorgenkarussell und verlagern Sie Ihre Aufmerksamkeit bewusst vom Kopf mit seinen Gedanken, Bildern und Kommentaren hin zum Bereich in der Mitte der Brust. Atmen Sie einige Atemzüge bewusst in diesen Bereich ein und aus, und fragen sich dann, wie Sie von der Warte Ihrer Herzintelligenz aus die Situation sehen. Meistens ist die Situation, mit den Augen des Herzens gesehen, weit weniger schlimm oder problematisch und die Lösung liegt klar auf der Hand.

Wenn Sie die Techniken der HerzIntelligenz regelmäßig anwenden, dann wird sich Ihre momentan vielleicht vorhandene Grundstimmung der Überbesorgtheit nach und nach in eine entspannte Fürsorge verwandeln.

Sehen wir uns jetzt einige konkrete Techniken und Übungen an – manche davon sind Variationen von Techniken, die Sie schon kennen, andere sind neu und speziell für Eltern und Kinder entwickelt.

Die Heart-Lock-In-Übung für Eltern

Hierbei handelt es sich um die Übung „Dem Kind Liebe schicken" aus Doc Childres Buch *Immer dem Herzen nach* (S.23, leicht gekürzte Fassung):

Ablauf

Schritt 1
Suchen Sie sich einen bequemen Platz, an dem Sie sich 5-15 Minuten entspannen können, und schließen Sie die Augen.

Schritt 2
Entziehen Sie Ihrem Verstand oder Kopf die Aufmerksamkeit, entspannen Sie Ihren Geist, und konzentrieren Sie sich auf die Herzgegend, die Stelle, an der Sie tiefe Gefühle aufrichtiger Liebe, Fürsorge oder Anerkennung empfinden.

Schritt 3
Rufen Sie sich ein besonderes Erlebnis mit Ihrem Kind ins Gedächtnis, das Sie ganz mit Liebe, Fürsorge oder dem Gefühl der Wertschätzung erfüllt. Wenn Sie seinetwegen aufgebracht sind, kann es schwierig sein, dieses besondere Gefühl wirklich zu empfinden – versuchen Sie dann einfach Ihr Bestes.

Schritt 4
Übertragen Sie dieses Gefühl aufrichtiger Liebe jetzt auf Ihr Kind, d. h. stellen Sie sich vor bzw. empfinden Sie, wie diese Liebe oder Wertschätzung, die Sie erfüllt, auf Ihr Kind ausstrahlt.

Schritt 5
Wenn Ihr Kopf dazwischenfunkt, konzentrieren Sie sich sanft wieder auf Ihre Herzgegend und lassen Sie Liebe aus Ihrem Herzen strahlen. Es wird sich schließlich eine Antwort auf Ihre Frage finden, einfach dadurch, dass Sie Herzensenergie aussenden. Die Liebe zu Ihrem Kind schenkt Ihnen Geduld und macht Sie verständnisvoll.

Schritt 6
Jetzt lassen Sie 5-15 Minuten lang Liebe zu Ihrem Kind fließen, um den sogenannten „Herzanker" zu vertiefen. Denken Sie an das, was Sie in an Ihrem Kind lieben, und lassen Sie dann das Gefühl der Liebe Raum greifen. Es bedarf keiner Worte. Sind jetzt in der Liebe zu Ihrem Kind verankert und erhalten Zugang zu intuitivem Wissen. Auf die Intuition Ihres Herzens zu hören, hilft Ihnen, das Gefühl der Liebe und Erfüllung aufrecht zu erhalten.

Eine Kollegin, die die HerzIntelligenz®-Methode kennt und beruflich mit schwer erziehbaren Kindern und Jugendlichen arbeitet, hat mir erzählt, wie sie diese Technik bei einem ihrer jungen Klienten angewendet hat. Sie hatte große Schwierigkeiten mit seinem aggressiven und respektlosen Verhalten ihr gegenüber und stellte fest, dass sie schon automatisch in Angriffshaltung ging, sobald sie ihn nur sah. Da sie wusste, dass das erfahrungsgemäß nur eine weitere Eskalation der Situation zur Folge hatte, versuchte sie es mit der oben beschriebenen Übung „Liebe schicken". Sie setzte sich mehr als eine Woche jeden Abend hin und schaltete vom Kopf zum Herz. Da die Situation mit dem Jugendlichen so verfahren war, dass sie ihm nicht so einfach Wertschätzung, geschweige denn Liebe schicken konnte, dachte sie zuerst an etwas aus ihrer „Hausapotheke". Nachdem sie dieses positive Gefühl wieder in sich aktiviert hatte, dehnte sie es nach und nach auf ihren Klienten aus und versuchte es dort fünf Minuten zu halten. Nach zwei Tagen stellte sie fest, dass sie anders auf den Jugendlichen reagierte und sich ihr Verhältnis deutlich entspannte. Am Ende der Woche, so erzählte sie mir, waren sie anlässlich eines Termins beim Jugendamt zusammen unterwegs und er sprach zum ersten Mal darüber, wie schwer ihm diese Termine fallen (die ein Zusammentreffen mit seiner Mutter und deren Lebensgefährten mit sich brachten), und er sprach über ein Hobby, von dem er bisher noch keinem Betreuer erzählt hatte. Meine Kollegin war insgesamt sehr positiv überrascht, vor allem auch über ihre eigene innere Gelassenheit.

Die HerzIntelligenz®-Techniken für und mit Kindern

Sehen wir uns nun an, wie Sie die Techniken der HerzIntelligenz Kindern verschiedenen Alters vermitteln können.
Sie können einfache Varianten der Techniken bereits zwei- bis dreijährigen Kindern beibringen. Das macht den Kindern erfahrungsgemäß viel Spaß und lässt die

Anwendung der Herzintelligenz ganz selbstverständlich und vertraut werden.

Eine einfache Vorübung ist z. B. ein Spiel, bei dem sich alle durcheinander bewegen, klatschen und tanzen. Sobald Sie ein bestimmtes Kommando geben, legen alle sofort die Hand auf ihr Herz und sind ganz still. Im amerikanischen Original lautet das Kommando „Freeze-Frame", hier in der Doppelbedeutung vom Namen der Technik und dem Einfrieren („Freeze") aller Bewegungen, im Deutschen ist es wahrscheinlich sinnvoller, etwas wie „Stop-Herz" zu wählen. Damit lernen schon kleine Kinder, augenblicklich umzuschalten und innezuhalten.

Eine weitere Möglichkeit besteht darin, Ihr Kind auf den Schoß zu nehmen, die Hand auf sein oder ihr Herz zu legen und zu erklären, dass hier der Ort ist, an dem wir Liebe und all die anderen guten Gefühle empfinden. Sie können das Bild eines Kästchen verwenden, das mit einem Schlüssel aufgeschlossen wird (hier können Sie eine aufschließende Bewegung machen). Dann können wir die Liebe und all die anderen guten Gefühle jemandem schicken – das kann Mama oder Papa, der Teddy, das Haustier oder irgendetwas oder -jemand sein, mit dem Ihr Kind verbunden ist.

Wenn Sie diese Übung jeden Tag zu einer festgelegten Zeit machen, wird es für Sie beide zu einer schönen Gewohnheit, Menschen, Tieren, Pflanzen oder Gegenständen Liebe zu schicken. Die festgelegte Zeit und das Ritual geben Ihrem Kind Sicherheit und Halt und helfen, die Herzintelligenz zu festigen und zu fördern.

Die Freeze-Frame-Technik für 4- bis 6-jährige Kinder

Vier- bis sechsjährige Kinder können schon eine einfache Variante der *Freeze-Frame-Technik* lernen. Erklären Sie ihnen, dass die Übung hilft, wie eine gedankliche Fernbedienung, einen inneren Film anzuhalten, der einem nicht gefällt und auf einen schöneren Film – den Herz-Film – umzuschalten. Dann können Sie ihm oder ihr die einzelnen Schritte erklären (aus: Doc Childre: *Immer dem Herzen nach*, S.147).

Ablauf

Schritt 1
Erklären Sie ihm Ihrem Kind, dass „Freeze Frame" bedeutet, eine körperliche und gedankliche Pause einzulegen.

Schritt 2
Erklären Sie dem Kind, dass man als Nächstes alle Gedanken zum Herzen hinunterfließen lässt. Dann legen Sie Ihre Hand auf sein Herz.

Schritt 3
Sagen Sie: „Fühl mal, wie die Wärme Deines Herzens alle Gedanken wegspült."

Schritt 4
Sagen Sie: „Jetzt nimm Dir einen Augenblick Zeit, um Dein Herz zu spüren, und denke an einen Menschen, den Du liebst." Lassen Sie dies ein paar Sekunden wirken.

Schritt 5
Fahren Sie fort: „Frag Dein Herz, was Du brauchst oder tun kannst, damit es Dir wieder besser geht. Dein Herz ist sehr klug und weiß viel, was Dir und anderen helfen kann."

Schritt 6
Fordern Sie das Kind nun auf: „Hör jetzt ganz genau auf Dein Herz. Was sagt es Dir"?

Schritt 7
Helfen Sie dem Kind, das zu tun, was sein Herz ihm rät.

Die Freeze-Frame-Technik für 7- bis 12-jährige Kinder

Erklären Sie Ihrem Kind, dass man mithilfe der *Freeze-Frame-Übung* vom Kopf auf das Herz umschaltet. Zeigen Sie dabei, eventuell mithilfe des Bildes eines Aufzugs oder einer niederschwebenden Feder, vom Kopf des Kindes mit einer sanften Bewegung auf das Herz, und legen Sie Ihre Hand kurz dorthin. Machen Sie dann die vorbereitenden Schritte (s.u.), die eine Form der „Hausapotheke" für Ihr Kind ist (aus: Doc Childre, *Immer dem Herzen nach*, S.157 f.).

Ablauf und Vorbereitung

Schritt 1
Erklären Sie Ihrem Kind den Unterschied zwischen dem Kopf und dem Herzen. Erläutern Sie, dass man den Kopf einsetzt, um etwas auswendig zu lernen, zu lesen, zu rechnen und zu denken, und das Herz für Gefühle wie Fürsorge, Anerkennung, Spaß, Freude und Liebe zuständig ist. Ohne das Herz zum Wohlfühlen und Genießen würde das Leben keinen Spaß machen.

Schritt 2
Bitten Sie Ihr Kind, Menschen, Orte und Dinge aufzuzählen (und eventuell auf einen Zettel zu schreiben), die ihm am Herzen liegen oder die es mag, wie Verwandte, Freunde, Lieblingsgerichte, Farben, Comic-Figuren, Plätze oder Filme. Das hilft Kindern zu sehen, dass sie eine Menge positiver Erfahrungen und Gefühle haben, aus denen sie schöpfen können.

Schritt 3
Bitten Sie Ihr Kind, die Dinge aufzulisten, die es an sich selbst und an seinem Leben schätzt. Helfen Sie ihm zu begreifen, dass das Gefühl der Anerkennung aus dem Herzen kommt.

Schritt 4
Erläutern Sie, dass die *Freeze-Frame-Technik* es uns ermöglicht, die Kraft des eigenen Herzens, die Kraft der Liebe, Fürsorge und Wertschätzung zu spüren.

Gehen Sie dann die einzelnen Schritte der Übung, wie sie für vier- bis sechsjährige Kinder beschrieben wurden, mit Ihrem Kind zusammen durch. Wenn Ihr Kind gerade wütend, traurig oder ängstlich ist, Sie die Technik also nicht in Form eines täglichen Rituals, sondern aus aktuellem Anlass anwenden, dann erkennen Sie zuerst an, wie Ihr Kind sich gerade fühlt. Sagen Sie: „Ich weiß, dass Du gerade wütend / traurig / ängstlich bist. Sollen wir unsere Übung machen, damit Du Dich besser fühlst? Leg einfach zuerst die Hand auf Dein Herz und atme fünf Mal mit dem Herzen ein und aus. Jetzt erinnere Dich an eine Zeit, in der Du glücklich warst (hier ist die Liste aus der Vorbereitung hilfreich), z. B. als ... Jetzt frage Dein Herz, was Du in dieser Situation am besten tun kannst, damit es Dir besser geht. Was sagt es?"
Sie können die Atemzüge mitzählen oder die Zeit stoppen (10 bis 15 Sekunden ist eine gute Zeitspanne) während Sie zusammen mit dem Kind atmen. Besonders gut klappt die Übung, wenn Ihr Kind sie schon kennt und Sie sie zusammen schon mehrere Male ohne akuten Anlass gemacht haben. Deshalb ist es gut, die Übung regelmäßig zusammen zu machen – Ihr Kind kann dann viel schneller und einfacher umschalten.

Im Folgenden möchte ich Ihnen drei weitere schöne Übungen vorstellen, die Kindern sehr viel Spaß machen und das schaffen, was so wichtig ist und doch so oft fehlt – nämlich eine Kultur der gegenseitigen Anerkennung.

Mit dem Herzen zuhören und das Herz sprechen lassen

(Aus: Doc Childre, *Immer dem Herzen nach*, S.149, leicht veränderte Fassung)

Ablauf

Schritt 1
Eine Person ist Sprecher, die andere Zuhörer. Der Sprecher zählt drei Dinge auf, über die er sich in der betreffenden Woche gefreut hat – das können Ereignisse, Personen oder das eigene Verhalten sein, z. B.: „Ich habe mich über das große Eis bei Oma gefreut." Oder aus Erwachsenensicht: „Ich habe mich über das schöne Wetter am Mittwoch gefreut."

Schritt 2
Der Sprecher berichtet dem Zuhörer über die dabei empfundenen Gefühle. Er lässt sein Herz sprechen. Er stellt sich vor, sein Herz habe einen Mund, dessen Lippen sich bewegen, während er spricht. Für jede Situation

formuliert er ein bis zwei kurze Sätze, z. B.: „Ich war sehr glücklich und das Schokoladeneis war besonders lecker."

Schritt 3
Der Zuhörer lauscht mit dem Herzen. Er stellt sich vor, sein Herz habe ein Ohr. Das hilft ihm, genauer hinzuhören. Aus tiefstem Herzen zu lauschen heißt zuzuhören, ohne dabei eigenen Gedanken nachzuhängen. Steigen Gedanken auf, lässt er diese wieder davonziehen, ohne dagegen anzukämpfen. Dann richtet der Zuhörer seine Aufmerksamkeit wieder zurück auf das Ohr in seinem Herzen, um noch besser hören zu können, was der Sprecher zwischen den Zeilen sagt. Der Zuhörer schickt dem Sprecher beim Zuhören Liebe.

Schritt 4
Ist der Sprecher alles losgeworden, muss der Zuhörer das Gesagte wiederholen, um zu demonstrieren, dass er richtig gehört hat. Er spiegelt das Gesagte wider, bis der Sprecher erklärt, dass er sich gehört und verstanden fühlt. Andere Familienmitglieder können unterstützend mitwirken, müssen aber ebenfalls mit dem Herzen zuhören.

Schritt 5
Nun werden die Rollen getauscht, und das Spiel beginnt von vorne.

Diese Übung wird in ganz ähnlicher Form auch in der Erwachsenenbildung, in der Mediation und in einigen therapeutischen Richtungen angewandt, da sie ein wirkliches, Anteil nehmendes Zuhören besonders in schwierigen Situationen ermöglicht. Wir hören unseren Gesprächspartnern sehr selten wirklich zu, auch wenn wir den Eindruck haben, dass wir es tun. Normalerweise laufen während des Zuhörens schon parallel unsere eigenen Gedanken (zu dem Gesagten oder zu etwas vollkommen anderem) und wir nehmen nur einen kleinen, selektiven Teil dessen auf, was tatsächlich gesagt wird – von den subtileren Informationen durch Tonfall, Sprechpausen, elektromagnetischen Veränderungen im Körperfeld des anderen usw. ganz zu schweigen. Sehen Sie diese Übung deshalb als spannendes Experiment, vor allem, wenn Sie gerade Probleme mit jemandem haben – Sie werden sehr überrascht sein!

Herzball

Für das nächste Spiel brauchen Sie einen größeren Ball und etwas Platz auf dem Boden. Es eignet sich gut für kleinere Kinder und ist eine Variation der einfachen Technik *Liebe schicken* (s.o.). (Aus: Doc Childre, *Kannst du mit dem Herzen sehen?*, S.31 f., unveränderte Fassung)

Ablauf

Schritt 1
Ein Kind und ein Erwachsener sitzen einander gegenüber auf dem Boden, etwa 1,80 Meter voneinander entfernt. Beide halten die Beine gespreizt, damit der Ball beim Hin- und Herrollen nicht wegrollt.

Schritt 2
Dann erklärt der Erwachsene dem Kind das Spiel: „Ich werde den Ball zu Dir rollen und Dir dabei Liebe schicken."

Schritt 3
Ehe Sie den Ball in Bewegung setzen, halten Sie ihn einen Augenblick an Ihr Herz. Atmen Sie ein und aus, als würden Sie den Ball mit Liebe füllen. Bevor Sie den Ball rollen lassen, sagen Sie: „Hier kommt er. Er ist voller Liebe."

Schritt 4
Wenn das Kind den Ball fängt, fragen Sie: „Hast Du meine Liebe bekommen?" Nachdem das Kind geantwortet hat, fordern Sie es auf: „Jetzt gibst Du Liebe in den Ball und rollst ihn zu mir zurück." Setzen Sie das Spiel so lange fort, wie das Kind Interesse zeigt.

Schritt 5
Bei Zwei- bis Dreijährigen können Sie vorschlagen, dass sie ihre Liebe zu ihrem Vater, ihrer Mutter, Großmutter

usw. schicken, während sie den Ball hin- und herrollen. Lassen Sie das Kind selbst entscheiden. Vielleicht dehnt es seine Liebe auf die gesamte Welt aus.

Anerkennungsspiele

Das dritte Spiel eignet sich sowohl für Familien als auch für Gruppen wie Schulklassen usw., und es verändert oft sofort die Stimmung und das Verhältnis der Mitglieder untereinander auf eine sehr positive Art und Weise. Es ist schön, etwas darüber zu erfahren, was andere an einem schätzen und das schafft einen guten Ausgleich zu der bei uns normalerweise vorherrschenden Kritik (aus: Doc Childre, *Kannst du mit dem Herzen sehen?*, S.57 f.).

Ablauf

Schritt 1

Jeder in der Familie schreibt fünf Eigenschaften auf eine Karte (oder stellt sie symbolisch in einer Zeichnung dar), die er jeweils an *einem* anderen Familienmitglied schätzt. Damit jedes Familienmitglied Anerkennung erhält, werden Regeln aufgestellt, wer wen wählt: zum Beispiel die Ältesten und die Jüngsten, diejenigen, deren Geburtstage am nächsten zusammenliegen oder man kann durch Los entscheiden.

Schritt 2
Wenn die fünf Eigenschaften (Komplimente) aufgeschrieben sind, besprechen Sie die Ergebnisse mit allen Familienmitgliedern. Dabei wird festgestellt, über *welche* der ihnen zugeschriebenen Eigenschaften die Betreffenden staunten und welche Eigenschaften sie erwartet hatten.

Schritt 3
Hängen Sie die fertigen Komplimente-Karten an einer für alle gut sichtbaren Stelle auf.

Schritt 4
Nach einer Woche richten alle Beteiligten ihre Wertschätzung auf ein anderes Familienmitglied und das Spiel wird wiederholt.

Sie können diese Übung auch alleine für sich machen – schreiben Sie fünf Eigenschaften auf, die Sie an sich selbst schätzen und legen Sie diesen Zettel an eine gut sichtbare Stelle. Ergänzen Sie ihn einmal pro Woche um fünf weitere Eigenschaften (das können Stärken, Eigenschaften, Situationen, in denen Sie stolz auf sich waren, usw. sein).

Ausblick

Mithilfe der *Schnellen Kohärenz* und des *Fokussierten Atems* können Sie in akuten Stresssituationen sofort aus dem Teufelskreis „Stress – Inkohärenz – mehr Stress" aussteigen und mit dem *Freeze-Frame-Sofortprogramm* Ihre Gedankenketten unterbrechen. Die *Cut-Thru-Emotionstechnik* klärt und löst Gefühlsblockaden und bringt Ihre Emotionen wieder ins Gleichgewicht, und die *Heart-Lock-In-Herzübung* verstärkt die Wirkung der anderen Techniken, etabliert Ihre Verbindung zur Herzintelligenz und regeneriert und heilt Ihr gesamtes System.

Jede der Übungen einzeln und alle zusammen verhelfen Ihnen zu mehr innerem Frieden, einer besseren Gesundheit, einer verstärkten Kreativität und Intuition und klarem Denken. Und sie helfen Ihnen, wieder zu sich zu finden, jenseits aller Konditionierungen, Prägungen und automatischen Reflexe. Das führt zu einem erfüllten, gelungenen und freudvollen Leben. Der Paradigmenwechsel vom Verstand zum Herz sorgt dafür, dass das Leben einfacher wird und sehr viel mehr Spaß macht. Darauf wird auch Ihr äußeres Leben reagieren.

Ich möchte dieses Buch mit einem Zitat von Doc Childre und Howard Martin schließen. Es zeigt, wie wichtig dieses Umschalten vom Verstand, der uns bisher nur bedingt geholfen hat, auf das Herz und seine umfassendere Intelligenz ist – sowohl für unseren persönlichen Frieden als auch für das gesamte Ökosystem Erde. Dabei sind *Sie* wichtig, denn Ihre Kohärenz wirkt sich auf das gesamte System regenerierend und verändernd aus.

„Im menschlichen Organismus ruft Inkohärenz Stress und Krankheit hervor. Die Gesellschaft hat genug davon. Es ist an der Zeit, die Kraft der Kohärenz zu erforschen. Der Übergang zur Herzintelligenz wird bedeutsamer sein als der Übergang vom Mittelalter zur Renaissance und dem Zeitalter der Wissenschaft, einschneidender als der Übergang von der industriellen Revolution zum Informationszeitalter des vergangenen Jahrhunderts. Der jetzige Übergang stellt einen tief greifenden Wandel im menschlichen Bewusstsein dar – er hat bereits begonnen." (Die HerzIntelligenz®-Methode, S.337)

Literatur und nützliche Hinweise

Childre, Doc: *Immer dem Herzen nach. Ein Ratgeber für Eltern*, Kirchzarten: VAK Verlag, 2000

Childre, Doc: *Kannst du mit dem Herzen sehen? Mit Kindern die HerzIntelligenz® entdecken. 77 Spiele*, Kirchzarten: VAK Verlag, 2000 (eines meiner Lieblingsbücher zur Herzintelligenz mit schönen Spielen und Anregungen für eine echte „Kultur der Anerkennung", für alle Eltern, Großeltern, Lehrer und Menschen, die mit Kindern leben oder arbeiten)

Childre, Doc u. Cryer, Bruce: *Vom Chaos zur Kohärenz, HerzIntelligenz® in Unternehmen*, Kirchzarten: VAK Verlag, 2000

Childre, Doc u. Howard, Martin: *Die HerzIntelligenz®-Methode*, Kirchzarten: VAK Verlag, 2000

Childre, Doc u. Rozman, Deborah: *Stressfrei mit HerzIntelligenz®*, Kirchzarten: VAK Verlag, 2006

Institute of HeartMath® (Hrsg.): *Forschungsberichte zur HerzIntelligenz®-Methode*, Kirchzarten: VAK Verlag, 1999

Deutschsprachige Internetseite zur HerzIntelligenz®:
www.herzintelligenz.de

Auf dieser Seite des VAK Verlags finden Sie Informationen über Bücher zum Thema, aber auch Zubehör wie speziell für die Techniken der Herzintelligenz entwickelte CDs und Computerprogramme.

Englischsprachige Internetseiten zu HerzIntelligenz® / HeartMath®:
www.heartmath.org
www.heartmath.com

Über die Autorin

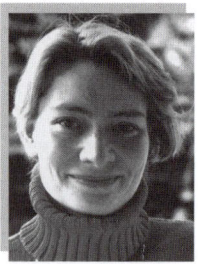

Dr. phil. Susanne Marx ist Expertin für energetische Methoden. Sie gründete und leitet das *Zentrum für Feng Shui und Energetische Therapien* in Bonn, das Ausbildungen, Kurse und Einzelsitzungen in EFT (Klopfakupressur) und anderen Techniken anbietet. Sie hält regelmäßig Vorträge und arbeitet auch als Sachbuchautorin. Bei VAK sind bereits mehrere Bücher von ihr erschienen.

Doc Childre, Deborah Rozman:
Stressfrei mit Herzintelligenz®
Gelassen und voller Energie
in 5 Schritten

Generation Stress" – so kann man unsere Zeit charakterisieren. Frust und Sorgen versuchen wir zu bewältigen, indem wir gegen Stress ankämpfen oder davor fliehen. Doch diese Reaktionen schaden der Gesundheit. Die Alternative: Stresstransformation mit Herzintelligenz®! Im Kern der Methode steht die Konzentration auf das Herz. Mit erstaunlichen Wirkungen: Das vegetative Nervensystem bleibt auch bei Stress in der optimalen Reaktionszone für Klarheit, Gesundheit und Leistungsfähigkeit.

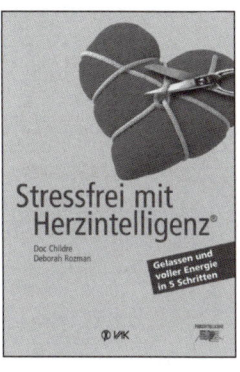

192 Seiten, 15 Abbildungen,
Paperback (15 x 21,5 cm)
ISBN 978-3-935767-83-5

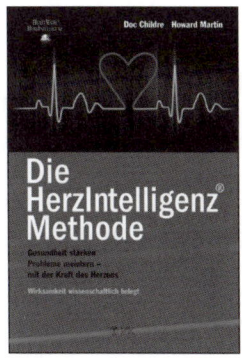

Doc Childre, Howard Martin:
Die HerzIntelligenz®-Methode
Gesundheit stärken, Probleme meister – mit der Kraft des Herzens

Das Herz ist Sitz einer Form von Intelligenz, die das Gehirn steuert und rundum wohltuend auf unseren gesamten Organismus wirkt – wenn wir sie einsetzen. In diesem Standardwerk lernen Sie die drei einfachen und grundlegenden Übungen kennen, mit denen Sie Ihre Herzintelligenz entwickeln und weitreichende Ergebnisse erzielen können: Vitalität, geistige Klarheit, Kreativität, Leistungsfähigkeit, Gelassenheit, Kommunikationsstärke und gelingende Beziehungen.

376 Seiten, 18 Abb.,
Paperback (15 x 21,5 cm)
ISBN 978-3-86731-066-6

Abonnieren Sie unseren Newsletter: www.vakverlag.de

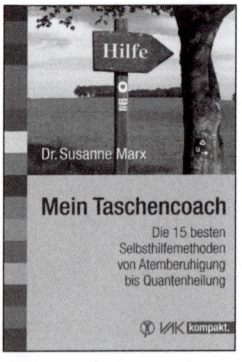

Reihe VAK kompakt
128 Seiten,
Flexocover (10 x 15,5 cm)
ISBN 978-3-86731-052-9

Dr. Susanne Marx:

Mein Taschencoach

Die 15 besten Selbsthilfemethoden von Atemberuhigung bis Quantenheilung

Dieses kompakte Nachschlagewerk bietet Soforthilfe im praktischen Pocket-Format und einen Überblick über die Top 15 der besten Selbsthilfetechniken. So gelingt es Ihnen, aus dem oft verwirrenden Angebot an Selbsthilfetechniken genau die Methode auszuwählen, die für Sie am besten geeignet ist. In diesem kleinen Ratgeber werden zudem erstmals die bewährtesten Methoden aus westlichen und östlichen Traditionen aufgeführt. Sie sind leicht anzuwenden, äußerst effektiv und helfen sofort.

Markus Peters:

Gesundmacher Herz

Wie es uns steuert, verbindet und heilt – Der geniale Impulsgeber für Körper und Seele

Der Arzt Markus Peters vermittelt ein völlig neues Verständnis vom Herzen, das über die Funktion als "Pumpe" weit hinausreicht: Es ist das zentrale Wahrnehmungs- und Verarbeitungsorgan für unsere Gefühle. Wir können sie nutzen, um Einfluss auf das Herz auszuüben, auf das vegetative Nervensystem und auch auf alle anderen Rhythmen des Organismus. Mit Fallbeispielen sowie praktischen Übungen, die jeder leicht anwenden kann.

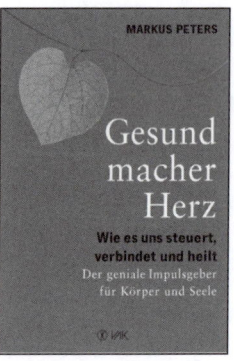

192 Seiten, 40 Abb., vierfarbig,
Paperback (15 x 21,5 cm)
ISBN 978-3-86731-134-2

Leseproben für alle VAK-Titel unter: www.vakverlag.de